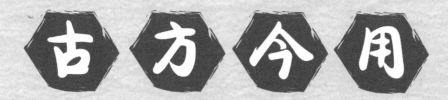

古方今用

主　编：刘从明

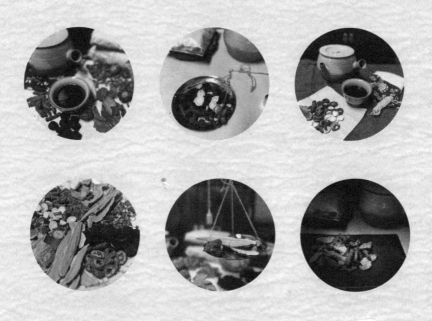

华龄出版社
HUALING PRESS

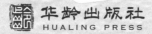

图书在版编目（CIP）数据

古方今用 / 刘从明主编 . -- 北京：华龄出版社，
2023.12（2024.3 重印）

ISBN 978-7-5169-2627-7

Ⅰ.① 古… Ⅱ.① 刘… Ⅲ.① 经方 - 汇编 Ⅳ.
① R289.2

中国国家版本馆 CIP 数据核字 (2023) 第207493号

责任编辑 郑 雍	责任印制 李未圻

书　名　古方今用	作　者　刘从明
出　版	
发　行　华龄出版社 HUALING PRESS	
社　址　北京市东城区安定门外大街甲 57 号	邮　编　100011
发　行　（010）58122255	传　真　（010）84049572
承　印　水印书香（唐山）印刷有限公司	
版　次　2024 年 1 月第 1 版	印　次　2024 年 3 月第 2 次印刷
规　格　710mm×1000mm	开　本　1/16
印　张　15	字　数　192 千字
书　号　ISBN 978-7-5169-2627-7	
定　价　68.00 元	

前 言
PREFACE

中医药是中国古代科学的瑰宝，不仅为中华民族的繁衍昌盛做出了不可磨灭的贡献，同时也是打开中华文明宝库的钥匙，需要传承创新发展，更好地维护人民群众的健康、促进我国经济社会发展服务。

中医药学的创新发展最重要的就是传承，古方今用不失为最佳传承方法之一。古代的药方都是医者直接或者间接的医疗经验积累，这些方剂立意新奇，配伍精当，疗效在当时是不容置疑的，剂型多样，丸、散、丹、膏、酒、露、羹、茶等，应有尽有，琳琅满目，可谓中医药宝库中璀璨的明珠。然而随着时代的变迁，古方是否皆适合治疗今人之病？玉屏风散、银翘散、桂枝汤、四物汤、六君子汤、温胆汤、保和丸、六味地黄丸、金匮肾气丸……这些我们耳熟能详的经典药方，是直接用于治疗，还是需要辨证调整？近年来，国家中医药管理局会同国家药品监督管理局制定并公布了两批古代经典名方目录，为古方今用指明了方向。

为了能更好地传承和利用中医药为大家的健康"保驾护航"，我们从普及中医知识的角度出发，组织了知名中医大家对"古方今用"进行独家权威解读，所选疾病均为慢性病、常见病、多发病、老年病，所选方剂均为经典方剂，每一首方剂先简单介绍其出处、功效、主治，再按"方证表现、药物组成、用法用量、方义方解、运用、辨证加减、使用注意"七项内容依次排列，条分缕析，井然有序。本书在编写过程中，力求精而不简，博而不杂，内容简明扼要，方切实用，务求高效。让我们跟随中医大家们，看一看经典古方在现代中医药学中是如何发挥治疗效用的。同时，通过该书，我们也希望能够将科学准确的中医药知识传达给读者朋友。

另外，对本书中介绍的处方如有不解之处，须请专业中医师指导，切不可盲目用药，以免造成意外。

编　者

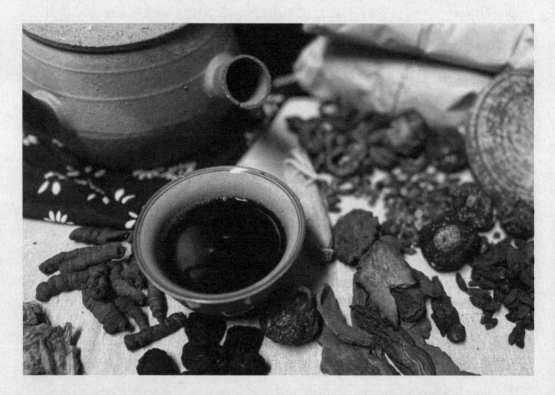

注：现在有些动物药源属于禁用，如野生穿山甲片、虎骨等，古方中药材谨
　　供学习参考。

　　有些药材有毒，如马兜铃等，须谨慎用药，遵医嘱。

目录
CONTENTS

第三章

脾胃系疾病

胃 病

第六章

气血津液病症

抑郁症

虚劳

第七章

风湿及关节病

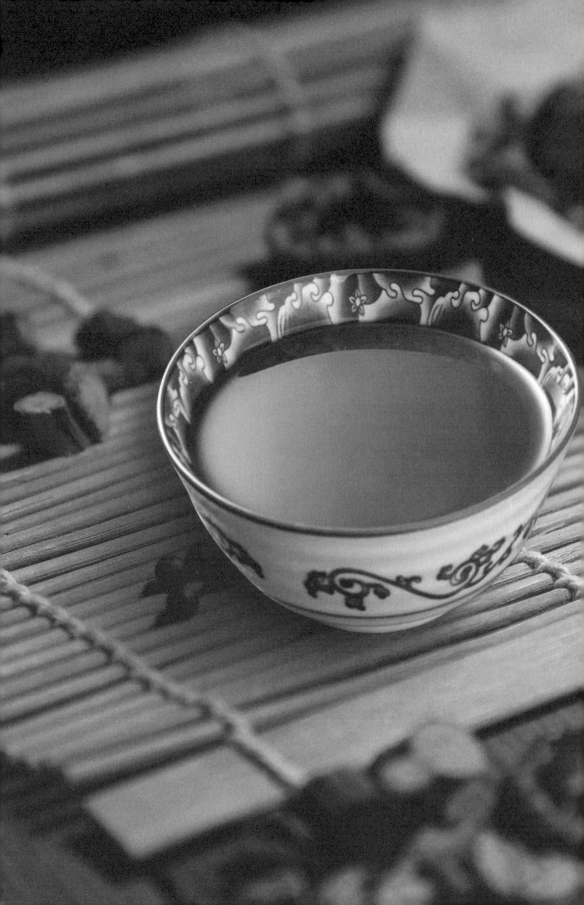

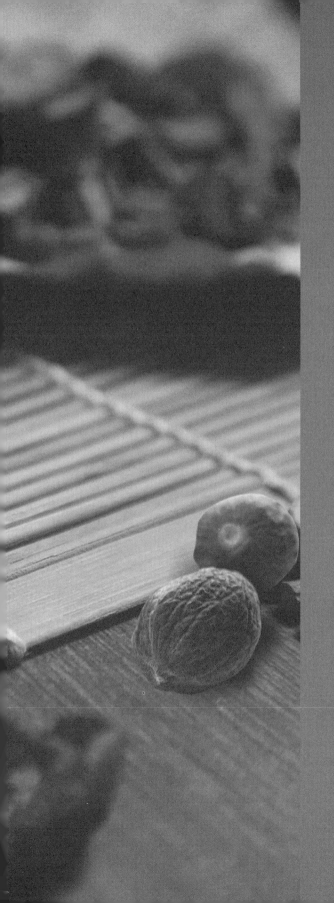

第一章

肺系
病症

感冒

感冒是感受风邪为代表的六淫、时邪病毒，侵犯肺卫，以恶寒发热、头身疼痛，鼻塞流涕，喷嚏咳嗽，全身不适为临床特征的常见外感病证。病机为卫表不和，肺失宣肃，治疗以解表宣肺为原则，但应分清风寒、风热与暑湿及兼夹病邪的不同，而分别采用辛温解表、辛凉解表和解表清暑祛湿等治法祛除表邪，时邪病毒又当以清热解毒为治疗重点。

风寒感冒

症状表现

- 恶寒重、发热轻
- 无汗、头痛
- 肢节酸疼
- 鼻塞声重、时流清涕
- 喉痒，咳嗽，
- 痰吐稀薄色白
- 舌苔薄白
- 脉浮或浮紧

荆防败毒散

感冒、痢疾和疮肿初起见有表证的常用方。

热解毒、疏风透表、发散风寒，祛湿消痛之功，是治疗风寒

载于明代医家张时彻所著之《摄生众妙方》，具有清

方药组成

荆芥10克

防风10克

茯苓10克

独活10克

柴胡10克

前胡6克

川芎6克

枳壳6克

羌活6克

桔梗6克

薄荷6克

甘草3克

用法用量： 水煎2次混匀，分早、中、晚均于饭后1小时温服，每日1剂。

方义方解： 方中以荆芥、防风解表散寒；柴胡、薄荷解表疏风；羌活、

独活散寒除湿，为治肢体疼痛之要药；川芎活血散风止头痛；枳壳、前胡、桔梗宣肺利气；茯苓、甘草化痰和中。诸药协同，具有疏风解表、败毒消肿、祛痰止咳作用。

运用： 1.临床应用以恶寒发热，头痛身痛，胸闷咳嗽，痰多色白，舌苔白腻，脉浮为辨证要点。

2.用于急性上呼吸道感染、病毒性角膜炎、流行性腮腺炎、口腔感染、水痘等疾病。

辨证加减： 若恶寒严重，可加麻黄、桂枝；若鼻塞流涕重者，加辛夷、苍耳子；若周身酸痛，加独活；若头项强痛，加白芷、葛根；若咽痒，咳嗽明显，加细辛、金沸草。

🈂️使用注意 本方药性偏温燥、凡里有实热或阴虚内热者不宜用。

风热感冒

症状表现

- 发热，微恶风寒
- 或有汗
- 鼻塞喷嚏，流稠涕
- 头痛
- 咽喉疼痛
- 咳嗽痰稠
- 舌苔薄黄
- 脉浮数

银翘散

出自清代名医吴鞠通所著之《温病条辨》第一方，具有辛凉透表，清热解表的功效，主治风温、温热等病邪侵袭肺部所致的表证。自古以来，以金银花为君药的银翘散就是治疗风热感冒、流行感冒、支气管炎等疾病的良方。

方药组成

连翘30克

金银花30克

桔梗18克

薄荷18克

牛蒡子18克

竹叶12克

荆芥穗12克

生甘草15克

淡豆豉15克

用法用量： 上药制为散，每次6克，温开水吞服或开水泡服，每日2~3次。

方义方解： 方中金银花、连翘辛凉轻宣，透泄散邪，清热解毒为君；薄荷、牛蒡子辛凉散风清热，荆芥穗、淡豆豉辛散透表，解肌散风为臣；桔梗、甘草以清热解毒而利咽喉为佐；竹叶、芦根清热除烦，生津止渴为使。诸药相合，共成辛凉解肌、宣散风热、除烦利咽之功。

运用： 1.临床应用以发热，微恶寒，咽痛，口渴，脉浮为辨证要点。

2.本方广泛用于急性发热性疾病的初起阶段，如感冒、流行性感冒、急性扁桃体炎、腮腺炎等辨证属温病初起，邪郁肺卫者。

辨证加减： 发热甚，加黄芩、石膏、大青叶清热；头痛重，加桑叶、菊花、蔓荆子清利头目；咽喉肿痛，加板蓝根、玄参利咽解毒；咳嗽痰黄，加黄芩、知母、浙贝母、杏仁、瓜蒌壳清肺化痰。

使用注意 凡外感风寒及湿热病初起者禁用。

暑湿感冒

症状表现

- 发热，微恶风
- 汗出不畅，身热不扬
- 身重倦怠
- 头昏重痛
- 咳嗽痰黄
- 小便短赤
- 舌苔黄腻
- 脉濡数

新加香薷饮

组方严谨，为治疗夏季暑病的良方。

祛暑清热、化湿和中的功效，主治暑湿感冒。本方药品五味，配伍精当，

出自《温病条辨》上焦篇，具有

方药组成

香薷6克

扁豆花6克

厚朴6克

金银花9克

连翘9克

用法用量： 水煎2次混匀，分早、中、晚均于饭后1小时温服，每日1剂。

方义方解： 方用香薷解表祛暑为主药，配以扁豆花、厚朴和中化湿，金银花、连翘清热解毒，均为辅药。此方既能发汗解热，又能抑菌、抗病毒，并可健胃、利尿，故有祛暑化湿之功。

运用： 1.临床应用以发热恶寒，头痛无汗，身重酸痛，面赤口渴，苔腻为辨证要点。

2.用于夏季感冒、脊髓灰质炎、乙型脑炎、斑疹伤寒、暑季咳嗽、急性发热症、低血钾症等病证。

辨证加减： 若暑湿偏盛，加黄连、青蒿、鲜荷叶清暑泄热；若肢体酸重疼痛较甚，加藿香、佩兰；若小便短赤，加滑石、甘草、赤茯苓。

（使）（用）（注）（意） 若汗自出者，不可用之；用后汗出，勿再服，以免过汗伤阴。

气虚感冒

症状表现

- 年老或体质素虚
- 或病后，产后体弱
- 气虚阴亏
- 卫外不固
- 反复感冒
- 感冒后缠绵不愈

参苏饮

气虚外感风寒、内有痰湿证。

方》，具有益气解表、理气化痰之功效，主治

出自宋代太医局所编之《太平惠民和剂局

方药组成

木香15克

紫苏叶23克

葛根23克

姜半夏23克

前胡23克

人参23克

茯苓15克

炒枳壳15克

桔梗15克

炙甘草15克

陈皮15克

用法用量： 每服12克，用水220毫升，加生姜7片，大枣1个，煎至140毫升，去渣，微热服，不拘时候。

方义方解： 方中人参、茯苓、甘草益气以祛邪；紫苏叶、葛根疏风解表；半夏、陈皮、桔梗、前胡宣肺理气、化痰止咳；木香、枳壳理气调中；姜、枣调和营卫。

运用： 1.临床应用以恶寒发热，无汗头痛，咳嗽痰白，倦怠乏力，苔白，脉弱为辨证要点。

　　　　2.常用于慢性支气管炎、肺气肿合并感染、上呼吸道感染等属气虚外感风寒、内有痰饮者。

辨证加减： 表虚自汗，加黄芪、白术、防风益气固表；气虚甚而表证轻，可用补中益气汤益气解表；恶寒、无汗、鼻塞、风寒束表较甚，可去葛根，加荆芥、防风以散寒发汗。

⊛使⊛用⊛注⊛意 风热感冒忌用。

食疗良方

〔神仙粥〕

糯米100克，姜末、连须葱白段各适量，醋15克。将糯米淘洗干净；锅中倒入适量水，放入糯米与姜末共同煮沸；放入葱白段，粥将煮熟时，调入醋，稍煮即可。

本品有发散风寒的作用。适用于风寒感冒初起，头疼，发热恶寒，浑身酸痛，鼻塞流涕，咳嗽喷嚏，及胃寒呕恶，不思饮食。

〔姜枣粥〕

粳米40克，糯米60克，红枣50克，姜末15克，红糖适量。粳米、糯米用清水淘洗干净；红枣洗净，去核，泡涨。将粳米、糯米、红枣、姜末同煮为粥，待粥将熟时放入红糖，再稍煮一会儿即可食用。

本品中生姜有祛痰、祛寒、补气、平喘的作用，再配上红糖，适用于伤风感冒、鼻塞咳嗽、胃寒腹痛等症状。

咳嗽

咳嗽是指外感或内伤等因素，导致肺失宣肃，肺气上逆，冲击气道，发出咳声或伴咯痰为临床特征的一种病证。古人以有声无痰谓之咳，有痰无声谓之嗽。临床上二者常并见，通称为咳嗽。中医中药对咳嗽的治疗积累了大量的历史经验，灵活多样，方法多，最大特点是治病讲究辨证施治，对不同原因引起的咳嗽进行辨证，用不良反应小的中药进行施治，可起到标本兼顾，彻底治愈的长远效果。

风寒咳嗽

症状表现

- 无汗
- 怕冷
- 清痰
- 清鼻涕
- 舌苔薄白
- 脉浮或浮紧

通宣理肺丸

源于明代王肯堂所著之《证治准绳》参苏饮加味，该药解表散寒、宣肺止嗽，是治疗风寒咳嗽的良药。

方药组成

紫苏叶180克

前胡120克

桔梗120克

麻黄120克

陈皮120克

茯苓120克

炒枳壳120克

黄芩120克

苦杏仁90克

甘草90克

制半夏90克

用法用量： 上十一味药制成粉末。每100克粉末用炼蜜35～45克加适量的水泛丸，干燥，制成水蜜丸；或加炼蜜130～160克制成大蜜丸。水蜜丸1

次7克，大蜜丸每次2丸，每日2～3次服用。

方义方解： 方中紫苏叶、麻黄性温辛散，疏风散寒，发汗解表，宣肺平喘，共为君药；前胡、苦杏仁降气化痰平喘，桔梗宣肺化痰利咽，三药相伍，以复肺脏宣发肃降之机；陈皮、半夏燥湿化痰，茯苓健脾渗湿，以绝生痰之源，共为臣药。黄芩清泻肺热，以防外邪内郁而化热，并防麻黄、半夏等温燥太过，枳壳理气，使气行则痰化津复，共为佐药。甘草化痰止咳，调和诸药，为佐使药。

运用： 1.临床应用以恶寒，发热，咳嗽为辨证要点。

2.用于治疗感冒、上呼吸道感染、急性支气管炎见上述证候者。

使用注意 孕妇、风热或痰热咳嗽、阴虚干咳者慎用。

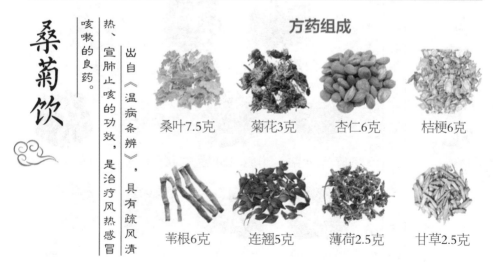

风热咳嗽

症状表现
- 咳嗽痰黄
- 鼻塞黄涕
- 咽干口渴
- 舌红、苔薄黄

桑菊饮

出自《温病条辨》，具有疏风清热、宣肺止咳的功效，是治疗风热感冒咳嗽的良药。

方药组成

桑叶7.5克　菊花3克　杏仁6克　桔梗6克

苇根6克　连翘5克　薄荷2.5克　甘草2.5克

用法用量： 水煎2次混匀，分早、中、晚均于饭后1小时温服，每日1剂。

方义方解： 方中桑叶、菊花甘凉轻清，疏散上焦风热，且桑叶善走肺络、清泻肺热为主药。辅以薄荷助桑、菊疏散上焦之风热；杏仁、桔梗以宣肺止咳；连翘苦寒清热解毒，芦根甘寒清热生津止渴，共为佐药；甘草调和诸药，且有疏风清热、宣肺止咳作用，为使药。

运用： 1.临床应用以咳嗽，发热不甚，微渴，脉浮数为辨证要点。

2.用于治疗感冒、急性支气管炎、上呼吸道感染、肺炎、急性结膜炎、角膜炎等风热犯肺或肝经风热者。

辨证加减： 咳嗽甚，加前胡、枇杷叶、浙贝母清宣肺气，化痰止咳；表热甚，加金银花、荆芥、防风疏风清热；痰黄稠、肺热甚，加黄芩、知母、石膏清肺泄热；若风热伤络，见鼻衄或痰中带血丝，加白茅根、生地黄凉血止血。

（使）（用）（注）（意） 本方为"辛凉轻剂"，故肺热甚者，当予加味后运用，否则病重药轻，药不胜病；若系风寒咳嗽，不宜使用。由于方中药物均系轻清之品，故不宜久煎。

肺阴虚	症状表现
	• 干咳少痰　　• 口干咽燥
	• 舌红少苔　　• 大便干燥

养阴清肺丸

出自清代医家郑梅涧所著之《重楼玉钥》，有养阴清肺、利咽止咳的功效，用于治疗阴亏津少导致的咳嗽、咽痛。

方药组成

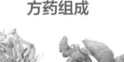
生地黄200克

麦冬120克

玄参160克

白芍80克

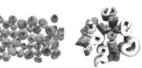
川贝母80克

牡丹皮80克

薄荷50克

甘草40克

用法用量： 以上八味制成粉末。每100克粉末加炼蜜20～40克与适量水，制成水蜜丸；或加炼蜜70～90克制成大蜜丸。水蜜丸每100粒重10克；大蜜丸每丸9克。水蜜丸每次6克，大蜜丸每次1丸，每日2次，均于饭后半小时服用。

方义方解： 方以增液汤之生地黄、玄参、麦冬为主药，以滋阴润燥。其中生地黄、玄参又可凉血，玄参还可解毒利咽。白芍敛阴泄热，牡丹皮凉血消肿，川贝母清肺润燥化痰，共为本方辅药。少佐薄荷散邪利咽，甘草和药解毒。诸药配伍，清滋并施，金水相生，共奏养阴清肺、清利咽喉之功。

运用： 1.临床应用以咽喉燥痛，干咳少痰为辨证要点。

2.用于治疗急性扁桃体炎、热病后期口腔溃疡、鹅口疮、颈淋巴结核、支气管炎、哮喘迁延期等属阴虚肺燥者。

使用注意 便溏、脾胃不好者不宜多服，2～3天即可。脾胃虚寒者可以用大枣煮水送服。

食疗良方

姜杏苏糖饮

苦杏仁、紫苏子、生姜、赤砂糖各10克。将杏仁去皮、尖，捣烂；生姜洗净切小片。将杏仁、生姜与紫苏一起放入砂锅；加适量清水煮20分钟，去渣留汁。加入红糖搅匀，略煮片刻即可。

本品具有疏散风寒、宣肺止咳之功效，适于因风寒袭肺引起气喘胸闷、咳嗽痰多清稀、头痛的患者饮用。

陈皮姜粥

陈皮、生姜各10克，大米50克。生姜切片，大米洗净，锅中加适量清水，放入所有材料，大火煮开后，用小火慢熬成粥即可食用。每日2次。

本方适用于流感引起的咳嗽。

哮喘

哮喘是支气管哮喘的简称，为可逆性气道阻塞、气道炎症和对多种刺激的气道反应性增高为特征的一种肺部疾病。典型表现为发作性呼气性呼吸困难或发作性胸闷和咳嗽，伴有哮鸣音，可自然缓解或经过治疗而缓解。长期发作可并发慢性阻塞性肺气肿、肺源性心脏病等，严重者可窒息死亡。中医认为"痰"是哮喘夙根，痰、瘀是其主要病理因素，二者贯穿于疾病始终，故治痰治瘀是关键，而肺、脾、肾三脏亏虚是哮喘发生发展的根本原因。治疗本着急则治其标、缓则治其本的原则，在急性期应着重于利气消痰、化瘀平喘，缓解期以扶脾为先，兼见肺肾虚候者，应标本兼顾。

痰热郁肺

症状表现

- 喘咳气涌，胸部胀痛
- 痰多质黏色黄
- 伴胸中烦闷，身热有汗口渴而喜冷饮
- 面赤咽干
- 尿赤便秘
- 舌红，苔黄腻
- 脉滑数

定喘汤

定喘汤出自《摄生众妙方》，具有宣降肺气、清热化痰之功效，主治风寒外束、痰热内蕴之哮喘。

方药组成

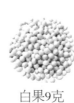
白果9克

麻黄9克

款冬花9克

桑白皮9克

制半夏9克

紫苏子6克

杏仁6克

黄芩6克

甘草3克

用法用量：水煎2次混匀，分早、晚2次温服，每日1剂。

方义方解：方用白果敛肺定喘而祛痰，麻黄宣肺散邪以平喘，共为君药。紫苏子、杏仁、半夏、款冬花降气平喘，止咳祛痰，共为臣药。桑白皮、黄芩清泄肺热，止咳平喘，共为佐药。甘草调和诸药为使。

运用：1.临床应用以咳嗽，痰多色黄，微恶风寒，苔黄腻，脉滑数为辨证要点。

2.常用于支气管哮喘、慢性支气管炎等属痰热壅肺者。

辨证加减：痰多难咯，可酌加瓜蒌、胆南星；肺热偏重者，加石膏、鱼腥草、金银花；大便干结者，加瓜蒌仁、天冬、麦冬、枳壳。

使用注意 若新感风寒，虽恶寒发热、无汗而喘，但内无痰热者；或哮喘日久，肺肾阴虚者，皆不宜使用。

痰壅气逆

症状表现	
• 咳嗽喘逆	• 舌苔白腻
• 痰多胸痞	• 脉滑
• 食少难消	

三子养亲汤

气逆食滞者。

肺化痰，降气消食之功效，用于治疗痰壅

三子养亲汤出自《皆效方》，具有温

方药组成

紫苏子9克

白芥子9克

莱菔子9克

用法用量： 三药微炒，捣碎，布包微煮，频服。

方义方解： 方中白芥子温肺化痰，利气散结；紫苏子降气化痰，止咳平喘；莱菔子消食导滞，下气祛痰。

运用： 1.临床应用以咳嗽痰多，食少胸痞，舌苔白腻，脉滑为辨证要点。

2.用于治疗顽固性咳嗽、慢性支气管炎、支气管哮喘、肺心病等痰壅气逆食滞者。

辨证加减： 常与二陈汤合用，有助于提高疗效；若兼有表寒，可再合用三拗汤。如病情得以缓解，可改用六君子汤以善其后。

使用注意 气虚者不宜单独使用。

肝气乘肺

症状表现

- 发病突然，呼吸短促
- 息粗气憋
- 胸闷胸痛
- 咽中如窒
- 咳嗽痰鸣不著
- 或失眠、心悸
- 平素常多忧思抑郁
- 舌红
- 苔薄
- 脉弦

五磨饮子

出自明代医家吴昆编著之《医方考》，具有顺气降逆、宽胸散结的功效，用于治疗肝气乘肺型哮喘。

方药组成

木香12克

沉香12克

槟榔12克

枳实12克

乌药12克

用法用量： 将药研为细散状，以白酒磨服，每次6克，每日分早、晚2次服。

方义方解： 方中主药沉香、乌药降气调肝；辅以槟榔、枳实、木香行气破滞。诸药合用，共奏顺气降逆、宽胸散结之功效。

运用： 1.临床应用以气厥昏迷，气结较甚为辨证要点。

2.用于治疗慢性支气管炎、慢性阻塞性肺疾病、肺源性心脏病、慢性胃炎、慢性肠炎等病的临床表现符合肝郁气逆证者。

辨证加减： 肝郁气滞较甚，加柴胡、郁金、青皮等疏肝理气之品以增强解郁之力；若气滞腹胀、大便秘，加大黄以降气通腑；心悸、失眠，加百合、酸枣仁、合欢花等宁心安神。

(使)(用)(注)(意) 气阴亏虚者不宜服用。

症状表现

水凌心肺

- 气喘息涌
- 痰多呈泡沫状
- 胸满不能平卧
- 肢体浮肿，心悸怔忡
- 尿少肢冷
- 舌淡胖或胖暗
- 苔白腻
- 脉弦滑

葶苈大枣泻肺汤

出自东汉医圣张仲景所著之《金匮要略》，具有泻肺行水、降气平喘的功效，用于治疗水凌心肺型哮喘。

方药组成

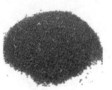

葶苈子15克

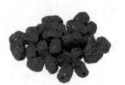

大枣15克

用法用量： 水煎2次混匀，分早、中、晚均于饭后1小时温服，每日1剂。

方义方解： 方中葶苈子苦寒，泻肺热，降肺逆，利水消痰，行皮间水气而消肿，为君药。大枣补益中气，助脾益肺，防葶苈子峻烈伤正，为佐使药。

运用： 1.临床应用以痰涎壅肺，咳喘胸满，气急浮肿，苔腻，脉滑为辨证要点。

2.用于治疗支气管哮喘、急慢性支气管炎、大叶性肺炎、肺气肿、肺源性心脏病、结核性胸膜炎等属痰浊阻肺者。

辨证加减： 若痰多喘逆明显，合三子养亲汤以降气化痰；若发热喘促较重，合麻杏甘石汤以清热平喘；若喘不得卧，手足逆冷，合参附汤以益气回阳。

🈂️🈶️🈲️ 本方不宜久服，应中病即止。

冰糖蜂蜜南瓜

南瓜1个，约重500～1000克，切开顶盖，去瓤加入姜汁少许和冰糖、蜂蜜适量，盖好顶盖，隔水炖2小时，分次服用。

本品适宜于肺、肾两虚的哮喘患者。

银杏红枣糯米粥

银杏8枚，红枣10枚，糯米50克。将银杏、红枣、糯米加水适量煮粥。每日分早、晚2次服，15日为1个疗程，可连服3个疗程。

本品适用于哮喘缓解期。

蒸白果

白果150克，白糖100克，生粉25克。先将白果去外壳、去皮及心，放入碗内，加适量清水，上笼蒸熟后取出；锅内放入白糖、白果，加水250毫升，大火烧沸后去浮沫，用生粉勾芡，单食或佐餐均可。一次吃10个，每日2～3次。

本品有敛肺气、定喘嗽的功效，适用于肺气虚所致哮喘。

食疗良方

慢性支气管炎

慢性支气管炎是指气管、支气管黏膜及其周围组织的慢性非特异性炎症。以咳嗽、咳痰或伴有喘息等反复发作为特征，常并发阻塞性肺气肿，甚至肺源性心脏病。早期症状轻微，多在冬季发作，晚期症状加重，常年存在，不分季节。本病属于中医"咳嗽""痰饮""喘证"等范畴，认为发病与肺、脾、肾三脏功能失常有关，多因外邪侵袭、内脏亏损，导致肺失宣降所致。治疗本着急则治其标、缓则治其本的原则，在急性加重期应着重于祛痰宣肺，缓解期重在补益肺、脾、肾，慢性迁延期多属正虚邪恋，治宜止咳化痰，标本兼顾。

外寒内饮

症状表现

- 恶风寒
- 发热或不发热，无汗
- 咳嗽，气喘
- 喉中痰鸣
- 痰多而清稀
- 形寒肢冷
- 舌淡、苔薄白
- 脉弦滑

小青龙汤

温肺化饮之功效，主治外寒内饮型慢性支气管炎。

出自《伤寒论》，具有解表散寒、

方药组成

麻黄10克

桂枝10克

白芍10克

法半夏10克

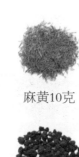
五味子10克

干姜8克

细辛3克

炙甘草3克

用法用量： 水煎2次混匀，分早、晚2次温服，每日1剂。

方义方解： 方中麻黄、桂枝相须为君，发汗散寒以解表邪，且麻黄又能宣发肺气而平喘咳，桂枝化气行水以利里饮之化。干姜、细辛为臣，温肺化饮，兼助麻、桂解表祛邪。然而素有痰饮，脾肺本虚，若纯用辛温发散，恐耗伤肺气，故佐以五味子敛肺止咳、白芍和养营血；半夏燥湿化痰，和胃降逆，亦为佐药。炙甘草兼为佐使之药，既可益气和中，又能调和辛散酸收之品。诸药合用，解表与化饮配合，而表里双解。

运用： 1.临床应用以恶寒发热，无汗，喘咳，痰多而稀，舌苔白滑，脉浮为辨证要点。

2.用于治疗支气管炎、支气管哮喘、肺炎等属于外寒里饮证者。

辨证加减： 内有郁热而烦躁面赤，加石膏、黄芩、鱼腥草；咳喘重，加杏仁、前胡、紫菀；痰多稀薄，加白芥子、海浮石、陈皮。

使用注意 因本方多温燥之品，故阴虚干咳无痰或痰热证者，不宜使用。

痰热壅肺

症状表现

- 发热，汗出
- 咳嗽，痰色黄稠
- 咯痰不爽
- 甚则咳嗽而喘
- 面赤，口渴喜饮
- 大便干结
- 舌红，苔黄腻
- 脉滑数

清金化痰汤

清金化痰汤出自明代叶文龄所著之《医学统旨》，有清热化痰、肃肺止咳的功效，用于痰浊不化、蕴而化热的慢性支气管炎。

方药组成

黄芩10克

栀子10克

桔梗10克

桑白皮10克

茯苓10克

麦冬12克

知母5克

贝母5克

甘草5克

瓜蒌仁15克

橘皮6克

用法用量： 水煎2次混匀，分早、晚2次温服，每日1剂。

方义方解： 方中黄芩、栀子、知母清热解毒，消除病因，解其郁热；瓜蒌仁、贝母、麦冬润肺化痰。肺气不宣，用桔梗开之；肺气不降，用桑白皮降之；气机不畅，用橘皮行之；津不通调，用茯苓利之；咳因气道挛急，复用甘草缓之。

运用： 1.临床应用以咳痰黄稠，舌红苔黄，脉濡数为辨证要点。

2.用于治疗肺炎、急性支气管炎、慢性支气管炎急性发作等属痰热内结者。

辨证加减： 热重脓痰者，加冬瓜仁、薏苡仁、芦根、金银花藤、蒲公英以清热排痰；咳嗽剧烈者，加杏仁、前胡、枇杷叶宣疏肺气；大便干结者，加大黄、玄明粉通腑泄热。

使用注意 痰白清稀者慎用。

痰湿犯肺

症状表现

- 咳嗽，痰壅
- 痰色白而黏腻，每于早晨咳痰尤为明显
- 伴有喘促短气
- 胸脘痞闷
- 体倦神疲
- 舌淡，苔白滑
- 脉濡或滑

苏子降气汤

犯肺型慢性支气管炎。

降气平喘、祛痰止咳之功效，主治痰湿

出自《太平惠民和剂局方》，具有

方药组成

紫苏子75克　制半夏75克　炙甘草60克　当归45克

肉桂45克

橘红45克

前胡30克

厚朴30克

用法用量： 上药共研粗末。每用6克，加生姜2片，大枣1枚，紫苏叶5片，水煎2次混匀，分早、晚2次温服。

方义方解： 方中紫苏子降气平喘，祛痰止咳。半夏燥湿化痰降逆，厚朴下气宽胸除满，前胡下气祛痰止咳，三药助紫苏子降气祛痰平喘之功。肉桂温补下元，纳气平喘，以治下虚；当归既治咳逆上气，又养血补肝润燥，同肉桂以增温补下虚之效；略加生姜、紫苏叶以散寒宣肺。甘草、大枣和中调药。

运用： 1.临床应用以胸膈满闷，痰多稀白，苔白滑或白腻为辨证要点。

2.用于治疗慢性支气管炎、肺气肿、支气管哮喘等属上实下虚者。

辨证加减： 痰多，加白芥子、生牡蛎、蛤壳粉；咳剧，加杏仁、紫菀、百部；胸闷，加枳壳、桔梗。

使用注意 肺肾阴虚的喘咳以及肺热痰喘之证，均不宜使用。

肺肾两虚

症状表现

- 咳嗽，短气
- 自汗畏风
- 痰多而有咸味
- 腰膝酸软
- 耳鸣，盗汗
- 舌淡，苔薄白
- 脉虚无力

金水六君煎

出自明代名医张景岳所撰著之《景岳全书》，具有滋养肺肾、祛湿化痰之功效，用以治疗肺肾两虚型慢性支气管炎。

方药组成

半夏6克

陈皮6克

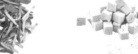
茯苓6克

当归6克

熟地黄15克

炙甘草3克

用法用量： 加生姜3～7片，水煎，空腹时温服。

方义方解： 方由二陈汤加当归、熟地黄组成。方中半夏辛温，能燥湿化痰，和中止呕；陈皮芳香，理气运脾，燥湿化痰；茯苓甘淡，甘能补脾，淡可渗湿，使已聚之湿从小便渗利而去，更添甘草和中益脾，共奏理气健脾、燥湿化痰之效。当归、熟地黄滋阴补血，以助肺肾主气、纳气功能恢复。诸药合用，则脾气健运，湿痰不生，肺无浊痰，则清宁肃降，肺肾阴复，则气能归根，而咳喘呕恶诸症自可渐痊。

运用： 1.临床应用以年迈阴虚，肺肾不足所致咳嗽呕恶，喘逆多痰为其辨证要点。

2.用于治疗咳嗽、慢性支气管炎、喘息性支气管炎、哮喘、肺炎等病症。

辨证加减： 若见咳喘甚，加葶苈子、麻黄、杏仁；兼表虚，加黄芪；咳痰黄稠，加瓜蒌、黄芩；痰盛气滞、胸胁不快，加白芥子；阴寒盛而嗽不愈，加细辛；如兼表邪寒热，加柴胡。

使用注意 方中熟地黄药性滋腻，易滞脾伤胃，脾虚食少及大便溏薄者应慎用，或配合健脾运化药同用。

食疗良方

紫苏粳米粥

紫苏叶10克，粳米50克，生姜3片，大枣3枚。先用粳米煮粥，粥煮熟时加入紫苏叶、生姜、大枣，趁热分服。

本品有祛风散寒、理气宽中作用，适用于老年性慢性支气管炎的外寒内饮、痰湿犯肺的患者。

鲫鱼汤

鲫鱼250克以上一条，豆蔻仁3～5克。将鲫鱼去鳞、剖腹去内脏，洗净，放豆蔻仁于鱼腹，用麻油微煎，放少许盐、生姜、煮汤服用。

肺气肿

　　肺气肿是指由于多种因素引起中膜细支气管远端气道弹性减弱、过度膨胀、充气、肺容量增大等病理改变，同时伴随气道壁损伤，对患者的健康生命安全造成了较大的威胁。本病属中医"肺胀"的范畴，多认为肺、脾、肾三脏的气虚所导致。通常表现为乏力、体重降低、食欲不振、上腹部不适伴有咳嗽、咳痰等症状。治疗宜视肺、脾、肾虚损之轻重分别予以补益调理之剂，如补肺、健脾、益肾等法。

气阴两虚

症状表现	
● 久咳不止	● 口舌干燥
● 少痰或无痰	● 脉虚而数
● 喘促自汗	

五味子汤

出自《证治准绳》，具有益气生津、敛肺止咳之功效，主治气阴两虚型肺气肿。

方药组成

人参6克

五味子6克

杏仁6克

麦冬3克

陈皮3克

生姜3片

大枣2枚

用法用量： 水煎2次混匀，分早、中、晚均于饭前温服，每日1剂。

方义方解： 方用人参、麦冬益气养阴；五味子敛肺止咳；杏仁、陈皮、生姜温散寒痰、宣肺止咳；大枣培中。诸药合用，治疗久咳不止、气阴两虚之病症。

运用： 1.临床应用以久咳不止，少痰，喘促自汗，口舌干燥，脉虚而数为辨证要点。

2.用于治疗慢性支气管炎、支气管哮喘、肺结核、百日咳、胸膜炎等病症。

辨证加减： 若见久咳肺肾两虚，加胡桃肉、紫河车、蛤蚧、补骨脂等；痰中带血，加藕节、白茅根、侧柏叶、血余炭；伴盗汗，加糯稻根、浮小麦、麻黄根；口干甚，加玉竹、天花粉、生地黄、石斛；肺气虚，加白术、山药。

使用注意 对外感咳嗽初起者，不宜应用本方。

痰瘀伏肺

症状表现

- 咳声重浊，日轻夜重
- 咳黏痰，痰量多
- 伴胸闷憋气，纳呆腹胀
- 畏寒肢冷，大便溏薄
- 舌黯淡或胖
- 边有齿痕
- 苔黄腻
- 脉弦滑

六君子汤

出自明代《医学正传》引《太平惠民和剂局方》方，有健脾益气、和胃化痰的功效，用治痰瘀伏肺型肺气肿。

方药组成

人参3克

茯苓3克

炙甘草3克

陈皮3克

白术4.5克

半夏4.5克

用法用量： 加大枣2枚，生姜3片，水煎2次混匀，分早、中、晚均于饭前1小时温服，每日1剂。

方义方解： 六君子汤以四君子汤加陈皮、半夏而成，以益气健脾之品配伍燥湿化痰之药，补泻兼施，标本兼治。方中以四君子汤益气健脾，脾气健运则气行湿化，以杜生痰之源；重用白术，较四君子汤燥湿化痰之力益胜；半夏辛温而燥，为化湿痰之要药，并善降逆和胃止呕；陈皮既可调理气机以除胸脘痞闷，又能止呕以降胃气，还能燥湿化痰以消湿聚之痰，所谓"气顺而痰消"。

运用： 1.临床应用以面色萎黄，咳嗽胸闷，痰多稀白，不思饮食，舌淡，苔白腻，脉虚为辨证要点。

2.用于治疗咳嗽变异型哮喘、胃炎、梅核气等病症。

辨证加减： 阳虚寒象明显，加桂枝、附子等。

使用注意 阴虚火燥者不宜使用。

症状表现

痰热内壅

- 痰较黄稠、量少
- 胸中有烦闷感
- 面红口干，咳嗽喘息
- 舌红、苔黄腻
- 脉滑数

麻杏石甘汤

出自《伤寒论》，具有辛凉宣泄、清肺平喘之功效，用以治疗痰热内壅型肺气肿。

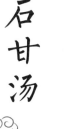

方药组成

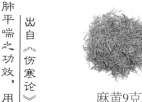

麻黄9克

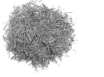

杏仁9克

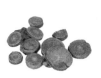

炙甘草6克

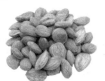
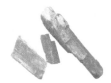

石膏18克

用法用量：水煎服。

方义方解：方用麻黄为君，取其能宣肺而泄邪热，是"火郁发之"之义。但其性温，故配伍辛甘大寒之石膏为臣药，而且用量倍于麻黄，使宣肺而不助热，清肺而不留邪，肺气肃降有权，喘急可平，是相制为用。杏仁降肺气，用为佐药，助麻黄、石膏清肺平喘。炙甘草既能益气和中，又与石膏合而生津止渴，更能调和于寒温宣降之间，所以是佐使药。综观药虽四味，配伍严谨，用量亦经斟酌，尤其治肺热而用麻黄配石膏，是深得配伍变通灵活之妙，所以清泄肺热，疗效可靠。

运用：1.临床应用以身热，喘急，口渴，脉数为辨证要点。

2.用于治疗流行性感冒、大叶性肺炎、支原体肺炎、病毒性肺炎、麻疹性肺炎、支气管肺炎、支气管炎、支气管哮喘等病症。

辨证加减：若痰黏稠、胸闷，加瓜蒌、贝母、黄芩以清热化痰，宽胸利膈。

⬤使⬤用⬤注⬤意 风寒咳喘，痰热壅盛，肾虚久喘者，均不宜使用。

食疗良方

茄子根红糖膏

茄子根30克，红糖15克。将茄子根洗净切碎，加水煎成浓汁，再加入红糖熬成膏。每日1剂，早、晚分服。

本品有清热利湿、祛风止咳的作用，适用于肺气肿。

竹林霄鸡

竹林霄（百尾笋）、白鲜皮、鹿衔草各30克，鸡1只，葱段、生姜、料酒、盐各适量。鸡去杂，洗净，与其他三味药材共置炖盅中，入调料，加水共炖，炖至鸡肉熟烂为度。食鸡肉，饮汤。

本品有清肺止咳、润肺补虚的作用，适用于肺气肿。

肺结核

肺结核病是指由干结核菌侵入肺部后产生的一种慢性呼吸道传染性疾病。临床多呈慢性过程，表现为咳嗽、咳痰、或痰中带血、或咯血等呼吸系统症状，可伴低热、乏力、盗汗等全身症状。中医称肺结核为"肺痨""肺疳""虚痨"，治疗的基本准则是抗痨杀虫与补虚培元，强化人体正气，增强人体抵抗力。

肺阴亏虚

症状表现

- 干咳，咳声短促
- 或咯少量黏痰
- 或痰中带血丝或血点
- 胸部隐隐闷痛
- 后手足心热
- 皮肤干灼
- 口干咽燥
- 或有轻微盗汗
- 舌边尖红，苔薄
- 脉细或细数

月华丸

出自清代名医程钟龄所著之《医学心悟》，有补虚抗结核、滋阴镇咳、化痰止血的功效，加减治疗肺阴亏虚型肺结核疗效确切。

方药组成

天冬30克

麦冬30克

生地黄30克

熟地黄30克

山药30克

百部30克

沙参30克

川贝母30克

阿胶30克

茯苓15克

獭肝15克

三七15克

用法用量： 用白菊花、桑叶各60克熬膏，将阿胶化入膏内，和诸药末，炼蜜为丸。每服5～10克，日服2～3次，嚼化或吞服。亦可参照临床常用剂量作汤剂水煎服，水煎2次混匀，分早、中、晚均于饭后1小时温服，每日1剂。

方义方解： 方中麦冬、天冬、生地黄、熟地黄养阴润肺，为君药；百部、贝母化痰止血；獭肝、阿胶补肺养血止血，共为臣药。山药、茯苓健脾益气，脾肺双补；桑叶、菊花清肺热，为治标之法，共为佐药。

运用： 1.临床应用以咽干口燥，久咳，痰中带血，舌红，脉细为其辨证要点。

2.用于治疗肺癌、久咳咯血、结核性脑膜炎等病症。

辨证加减： 若咳嗽频而痰少质黏，可加甜杏仁、贝母、海蛤壳、竹茹；痰中带血较多，宜加白及、仙鹤草、白茅根、藕节等。

⊙使⊙用⊙注⊙意⊙ 方中獭肝因来源困难可不用，或易以紫河车。

阴虚火旺

症状表现

- 呛咳气急，痰少质黏
- 或吐稠黄痰，量多
- 时时咯血，血色鲜红
- 午后潮热，骨蒸
- 五心烦热，颧红
- 男子可见遗精
- 女子月经不调
- 舌红而干
- 苔薄黄或剥
- 脉细数

百合固金汤

出自清代汪昂所撰著之《医方集解》引赵蕺庵方，具有养阴清热、润肺化痰的功效，用于肺结核属肺肾阴亏、虚火上炎者。

方药组成

百合12克

生地黄12克

熟地黄12克

当归9克

麦冬9克

贝母6克

白芍6克

桔梗6克

甘草3克

玄参3克

用法用量： 水煎2次混匀，分早、中、晚均于饭前1小时温服，每日1剂。

方义方解： 方中百合、生地黄、熟地黄滋养肺肾阴液，共为君药；麦冬助百合以养肺阴、清肺热，玄参助生地黄、熟地黄益肾阴，降虚火，共为臣药；当归、白芍养血和营，贝母、桔梗化痰止咳为佐；甘草调和诸药为使。本方以百合润肺为主，服后可使阴血渐充、虚火自清、痰化咳止，以达固护肺阴之目的，故名"百合固金汤"。

运用： 1.临床应用以咳嗽气喘，咽喉燥痛，舌红，脉细数为辨证要点。

2.用于治疗肺结核、慢性支气管炎、支气管扩张咯血、慢性咽喉炎、自发性气胸等属肺肾阴虚，虚火上炎者。

辨证加减： 若痰多而色黄，加胆南星、黄芩、瓜蒌皮以清肺化痰；若咳喘甚，加杏仁、五味子、款冬花以止咳平喘。

使 用 注 意 脾虚便溏、饮食减少者，忌用。

症状表现

气阴耗伤

- 咳嗽无力，气短声低
- 痰稀色白，痰中夹血
- 午后潮热，畏风怕冷
- 自汗盗汗
- 面色㿠白，颧红
- 纳少神疲
- 便溏
- 舌嫩红
  或舌淡有齿印
- 脉细弱而数

保真汤

出自元代葛可久所著之抗痨专著《十药神书》，具有滋阴降火、益气补血之功效，用于气阴耗伤型肺结核，有助于提高肺结核患者细胞免疫功能，减轻炎症反应。

方药组成

当归9克

党参9克

生地黄9克

熟地黄9克

白术9克

黄芪9克

赤茯苓4.5克

白茯苓4.5克

甘草4.5克

陈皮4.5克

厚朴4.5克

天冬3克

麦冬3克

莲子心3克

白芍3克

知母3克

黄柏3克

五味子3克

柴胡3克

地骨皮3克

用法用量： 加生姜3片、大枣5枚，水煎2次混匀服，每日1剂。

方义方解： 方中党参、黄芪、白术、白茯苓、赤茯苓、甘草补肺益脾，培土生金；天冬、麦冬、生地黄、熟地黄、当归、白芍以育阴养营，填补精血；地骨皮、黄柏、知母、柴胡、莲子心以滋阴清热；厚朴、陈皮理气运脾。并可加白及、百部以补肺杀虫。

运用： 1.临床应用以精神疲乏，胃纳减退，少气懒言，面色不华，脘腹胀闷，或虚烦不眠，自汗盗汗，骨蒸潮热，头晕目眩，耳鸣耳聋，记忆力差，脉细数为辨证要点。

2.用于治疗肺结核、肾病综合征、慢性肾炎、抽动秽语综合征、儿童发育不良、发热性疾病后期、功能性低热等病症，也用于治疗造血不良性贫血、粒细胞缺乏症、血小板减少性紫癜以及汗证、虚证、眩晕、惊悸失眠、早衰、更年期综合征、男子性功能失调等病症。

辨证加减： 若咳嗽痰稀，可加紫菀、款冬花、紫苏子温润止嗽；夹有湿痰症状，可加半夏、陈皮以燥湿化痰；咯血量多，可酌加花蕊石、蒲黄、仙鹤草、三七配合补气药以止血摄血；如纳少腹胀，大便溏薄等脾虚症状明显者，酌加白扁豆、薏苡仁、莲子肉、山药等甘淡健脾；慎用地黄、阿胶、麦冬等滋腻之品，以免妨碍脾之健运，必要时可佐陈皮、麦芽等以助脾运。

使用注意 凡湿邪壅阻，肝火上炎，肝胆湿热，或脾肾阳虚等，非本方所宜。

黄精炖冰糖

黄精100克，冰糖50克。上述二味加水300毫升，煮30分钟，去渣取汁。每日1剂，分2次服用。

本品有滋阴、润心肺的作用，适用于肺结核咯血。

慈姑蒸蜂蜜

生慈姑200克，蜂蜜、米泔水各适量。生慈姑去皮洗净，捣烂如泥，放入蒸碗中，加入蜂蜜和米泔水，隔水蒸熟即成。每日1剂，分1～2次服食。

本品有润肺止咳的作用，适用于肺结核咯血。

糯稻根泥鳅汤

糯稻根30克，泥鳅鱼90克，精盐、花生油适量。泥鳅宰杀洗净，入热油锅煎至两面金黄色；糯稻根加清水2碗，煮取1碗汤，再放入泥鳅煮汤，以精盐调味即成。吃泥鳅饮汤。

本品有滋阴敛汗的作用，适用于肺结核盗汗、病后体虚自汗等症。

明矾蜜萝卜

红皮萝卜1000克，明矾10克，蜂蜜150克。萝卜洗净，切碎，加清水300毫升，煎至100毫升时，滤汁除渣，入明矾、蜂蜜。每日2次，早、晚空腹服用，每次50毫升。

本品有化痰热、止咳、解毒的作用，适用于肺结核咯血。

食疗良方

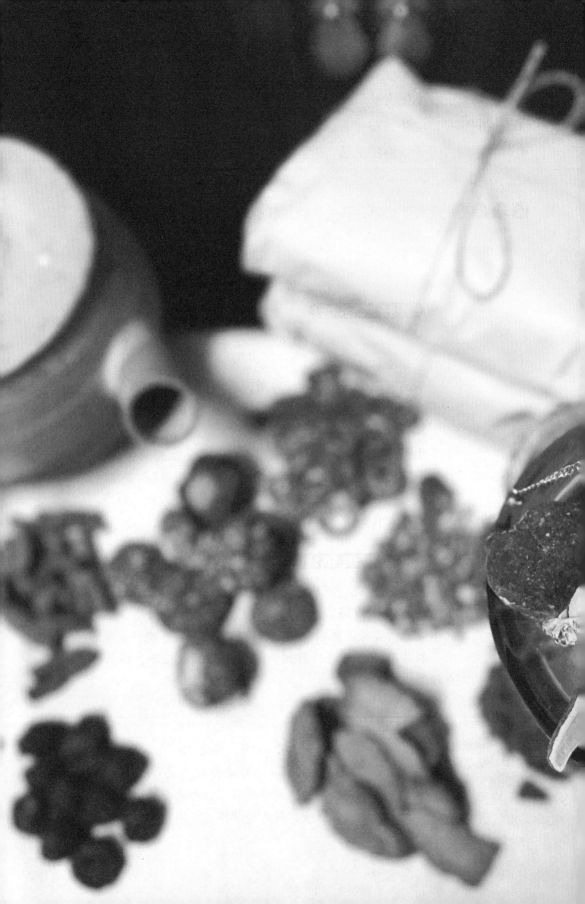

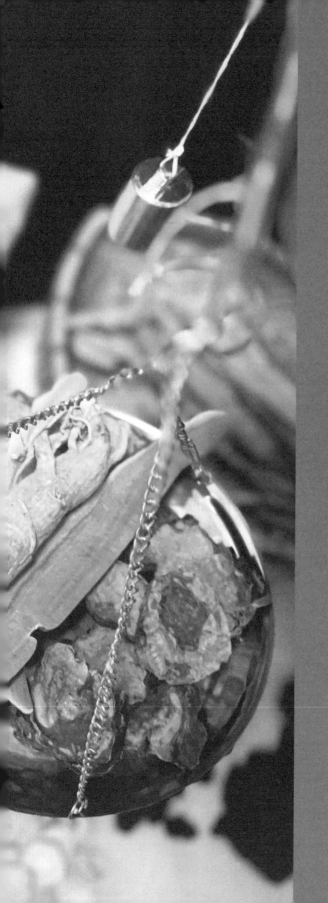

第二章

心脑血管疾病

心律失常

心律失常是指心律起源部位、心搏频率、节律以及冲动传导等任何一项异常，包括房性期前收缩、室性期前收缩、房颤、室上性心动过速、窦性心动过缓、房室传导阻滞、病态窦房结综合征等。临床表现为心慌、胸闷、心跳停搏感，或因心律失常致排心血量下降而出现乏力、头晕、汗出等伴随症状。本病属中医"心悸"范畴，乃本虚标实，虚实兼杂之证，其病位在心，涉及于肺、脾、肝、肾等脏腑，治疗以"补心"和"活血通脉"为共同治则。

肝郁气滞

症状表现

- 形体偏瘦，性格内向
- 焦虑抑郁
- 胸胁胀闷，呼吸不畅
- 口苦咽干
- 咽喉异物感
- 喜叹息
- 食欲减退，眠差
- 脉弦或弦细

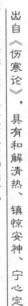

柴胡加龙骨牡蛎汤

功效，用于肝郁气滞型心律失常的治疗。

出自《伤寒论》，具有和解清热、镇惊安神、宁心定悸的

方药组成

柴胡12克

桂枝4.5克

黄芩4.5克

龙骨4.5克

牡蛎4.5克

生姜4.5克

铅丹4.5克

人参4.5克

茯苓4.5克

半夏6克

大黄6克

大枣6枚

用法用量： 水煎2次混匀，后下大黄，去渣，分早、晚2次温服，每日1剂。

方义方解： 方中柴胡是调气机、解郁结要药，用量最大，为君药。辅以桂枝、黄芩和里解外，龙骨、牡蛎、半夏、铅丹镇惊化痰定悸，人参、茯苓、大枣养心安神止悸，大黄泻里热、和胃气，生姜和胃降逆。

运用： 1.临床应用以胸满，烦躁，谵语，身重为辨证要点。

2.用于治疗焦虑症、抑郁症、失眠、癫痫、心悸、高血压、胆心综合征、胃病、尿道综合征等病症。

辨证加减： 在运用此方治疗时，可去铅丹，或用磁石代之；若无便秘之苦，则去大黄。

使用注意 方中铅丹虽能镇惊安神，然有毒，用之宜慎，目前本品内服较为少见，可用生铁落、磁石等代之为宜。

痰浊内蕴

症状表现

- 因惊而作，怕冷怕热
- 夜寐易惊，失眠多梦
- 胸闷痰多，喜食肥甘
- 大便干或稀
- 舌淡胖有齿痕
- 苔厚腻
- 脉弦滑

温胆汤

出自南宋名医陈言撰著之《三因极一病证方论》，具有理气化痰、和胃利胆之功效，原方主治胆郁痰扰证，现可治疗痰浊内蕴型心津失常。

方药组成

半夏6克

竹茹6克

枳实6克

陈皮9克

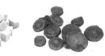
茯苓4.5克

炙甘草3克

生姜5片

大枣1枚

用法用量：散剂，每服12克，饭前开水冲服；汤剂，水煎2次混匀，分早、中、晚均于饭前1小时温服，每日1剂。

方义方解：方中半夏辛温，燥湿化痰，和胃止呕，为君药。臣以竹茹，取其甘而微寒，清热化痰，除烦止呕。半夏与竹茹相伍，一温一凉，化痰和胃，止呕除烦之功备；陈皮辛苦温，理气行滞，燥湿化痰；枳实辛苦微寒，降气导滞，消痰除痞。陈皮与枳实相合，亦为一温一凉，而理气化痰之力增。佐以茯苓，健脾渗湿，以杜生痰之源；煎加生姜、大枣调和脾胃，且生姜兼制半夏毒性。以甘草为使，调和诸药。

运用：1.临床应用以心烦不寐，眩悸呕恶，苔白腻，脉弦滑为辨证要点。

2.用于治疗神经官能症、急慢性胃炎、癫痫等属胆郁痰扰者。

辨证加减：若心热烦甚，加黄连、栀子以清热除烦；失眠重，加琥珀粉、远志以宁心安神；惊悸重，加珍珠母、生牡蛎以重镇定惊。

使用注意 阴虚火旺者慎用。

症状表现	
•胸部痞满，气喘短气	•小便不利
•渴不引饮，呕恶眩晕	•舌淡胖见齿痕
•口流清涎	•舌苔水滑
•下肢浮肿，形寒肢冷	•脉沉滑或弦

水饮凌心

苓桂术甘汤

健脾利湿之功效，是治疗水饮凌心型心率失常的要方。

出自《伤寒论》，具有温阳化饮、

方药组成

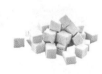

茯苓12克

桂枝9克

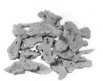

白术9克

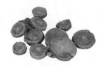

炙甘草6克

用法用量： 水煎2次混匀，分早、中、晚均于饭前1小时温服，每日1剂。

方义方解： 方中茯苓健脾渗湿，祛痰化饮为君；白术健脾燥湿，助茯苓运化水湿为臣；桂枝通阳化气为佐，益气和中，调和诸药为使。配合成方，共奏温化痰饮、健脾利湿之功。

运用： 1.临床应用以心悸，惊悸，自觉有气上冲心胸，容易汗出，动则加重，舌淡，苔薄白水滑，脉滑或弦为辨证要点。

2.用于治疗慢性支气管炎、支气管哮喘属脾虚有痰饮者，风湿性心脏病、心肌病、充血性心力衰竭、心脏病、慢性肾炎所致水肿者，亦可加减应用。

辨证加减： 脾气虚甚，可加黄芪、党参以益气补脾；痰涎较多，可加陈皮、半夏以理气化痰。

使用注意 若饮邪化热，咳痰黏稠者，非本方所宜。

瘀阻心脉

症状表现

- 体格壮实
- 怕热，耐冬不耐夏
- 面色口唇及目眦皆红
- 小便短赤
- 口干口苦
- 大便干或稀
- 急躁易怒，心烦
- 舌红苔黄，脉数有力

三黄泻心汤

功效，用于治疗瘀阻心脉型心津失常。

出自《金匮要略》，具有泻火燥湿之

方药组成

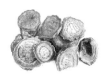

酒大黄10克

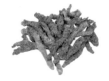

黄连10克

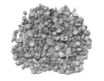

黄芩10克

用法用量：水煎2次混匀，分早、中、晚均于饭前1小时温服，每日1剂。

方义方解：方中黄连苦寒，泻心火，清胃热，燥湿解毒；黄芩泻肺清肠，燥湿解毒；大黄泻火通腑解毒，引火毒下行。三药共奏泻火解毒、燥湿泻热之功。

运用：1.临床应用以体格壮实，面色、口唇及目眦皆红，心烦，心悸，怕热，大便干结，小便短赤，舌边尖红赤，舌苔黄，脉滑数有力为辨证要点。

2.用于治疗急性胃肠炎、上消化道出血、肺结核咯血、支气管扩张咯血、鼻衄、齿衄、口腔炎、急性结膜炎、原发性高血压等。

辨证加减：目赤加栀子、菊花、龙胆草。

使用注意 因本方均系苦寒之药，易损脾胃，不宜多服久用。

寒凝心脉

症状表现

- 受寒加重或诱发，得温则缓
- 胸部怕冷，肢体冷痛
- 舌淡，苔白
- 脉沉或紧

麻黄附子细辛汤

为治疗寒凝心脉型心律失常的首选方。

出自《伤寒论》，具有助阳解表的功效，

方药组成

麻黄6克

附子15～30克

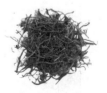

细辛3～6克

用法用量： 水煎2次混匀，分早、中、晚均于饭前1小时温服，每日1剂。

方义方解： 方中麻黄辛温，发汗解表。附子辛热，温肾助阳。细辛归肺、肾二经，芳香气浓，性善走窜，通彻表里，既能祛风散寒，助麻黄解表，又可鼓动肾中真阳之气，协助附子温里。

运用： 1.临床应用以但欲寐，畏寒肢冷，脉沉或紧为辨证要点。

2.用于属寒证的病态窦房结综合征、窦性心动过缓、房室传导阻滞等缓慢型心律失常。

辨证加减： 因受寒遭冻而下肢疼痛，加木瓜、牛膝、威灵仙、当归、五加皮。

使用注意 阳气衰微，畏寒肢冷，下利清谷，脉微欲绝或沉微细，纵兼外感，当以救里为急，非此方所宜。

阴阳两虚

症状表现

- 形体消瘦，皮肤干枯
- 自汗，盗汗
- 胸闷气短，倦怠乏力
- 舌淡红，苔薄白
- 头晕，心慌，面白
- 脉弱

炙甘草汤

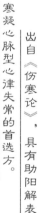

寒凝心脉型心律失常的首选方。

出自《伤寒论》，具有助阳解表的功效，为治疗

方药组成

炙甘草90克

人参10克

阿胶10克

生姜15克

桂枝15克

生地黄40克

麦冬20克

火麻仁20克

大枣10枚

用法用量： 水中加清酒50毫升煎药取汁，再入阿胶烊化后服用。

方义方解： 方中重用生地黄滋阴养血为君。配伍炙甘草、人参、大枣益心气，补脾气，以资气血生化之源；阿胶、麦冬、火麻仁滋心阴，养心血，充血脉，共为臣药。佐以桂枝、生姜辛行温通，温心阳，通血脉，诸厚味滋腻之品得姜、桂则滋而不腻。用法中加清酒煎服，以清酒辛热，可温通血脉，以行药力，是为使药。

运用： 1.临床应用以心慌，心悸，形体消瘦，精神萎靡，胸闷，舌红少苔，脉结代或细数而弱为辨证要点。

2.用于房性期前收缩、室性期前收缩、持续性房颤等心律失常的复律与转窦。

辨证加减： 若气虚偏重，可加黄芪；血虚偏重，加熟地黄、当归；阳虚，易桂枝为肉桂，甚者可加鹿角胶、熟附子，以温补阳气。

使用注意 生地黄为君药，用量宜大，一般90克起；在煎、服方法上，原方"以清酒七升，水八升"煎药，清酒既可以减轻大剂量生地黄滋腻碍胃的副作用，又可增强本方补阳滋阴功效，汉代清酒应为米酒，可用50毫升白酒代替。

食疗良方

薤白粥

薤白、瓜蒌仁各3克，甜酒20毫升，粳米20克。将米倒入盛有400毫升的水锅内，大火煮沸后，再放入用纱布包住的薤白和瓜蒌仁，改为小火煮20分钟，加入甜酒再用大火煮沸即可。寒冷期每天早上吃1次，夏天可不吃。

本品有宽胸理气的作用，适用于胸闷、心悸的患者。

补血排骨汤

红枣、桂圆各10枚，排骨250克。同置锅入熬汤，炖熟后加少许葱、姜、盐即可。

本品有补血宁心的作用，适用于面色白、四肢易麻木、头晕、心慌失眠的患者。

冠心病

　　冠心病是指冠状动脉发生粥样硬化引起管腔狭窄或闭塞，导致心肌缺血缺氧或坏死的常见的心血管系统疾病，为冠状动脉粥样硬化性心脏病的简称。表现为胸痛（心绞痛）、心悸、呼吸急促等，常由体力劳动、情绪激动、饱食、寒冷、吸烟等诱发。属中医"胸痹""心痛"等范畴，病因多与寒邪内侵、饮食失调、情志失节、劳倦内伤、年迈体虚等因素有关，主要病机为心脉痹阻。临床多是虚实夹杂，寒热互见，既有痰浊瘀阻的实证，又有阴阳气血不足的虚证。发作时，治疗宜芳香开窍，行气活血，温阳通痹，并兼顾心阴心阳之虚；缓解期治疗以补虚为主，兼顾祛瘀除痰。

寒疑心脉

症状表现

- 卒然心痛如绞
- 或心痛彻背
- 背痛彻心
- 心悸气短
- 形寒肢冷
- 冷汗自出
- 苔薄白
- 脉沉紧或促

当归四逆汤

冠心病。

寒、养血通脉之功效，治疗寒疑心脉型

出自《伤寒论》，具有温经散

方药组成

当归9克

桂枝9克

芍药9克

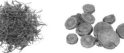
细辛3克

炙甘草6克

通草6克

大枣5枚

用法用量： 水煎2次混匀，分早、中、晚均于饭前1小时温服，每日1剂。

方义方解： 方中当归辛甘温，补血和血，畅通血行；桂枝辛甘温，温阳散寒，温经通脉，以祛经脉中的寒邪，共为君药。芍药酸苦微寒，养血和营，与当归相合，以补血虚；细辛助桂枝温经散寒，共为臣药。炙甘草、大枣益气补脾，以资气血生化之源，使血虚得补。且甘草合桂枝，又辛甘化阳，加强桂枝温阳散寒之力，甘草合芍药，则酸甘化阴，加强芍药补血养阴之效；通草通血脉，利关节，又防桂枝、细辛辛燥伤阴，共为佐药。甘草兼有调药使药之用。

运用： 1.临床应用以手足厥冷，舌淡，苔薄白，脉沉细欲绝为辨证要点。

2.用于治疗血栓闭塞性脉管炎、无脉症、雷诺病、小儿麻痹、冻疮、妇女痛经、肩周炎、风湿性关节炎等属血虚寒凝者。

辨证加减： 可加瓜蒌、薤白，通阳开痹。疼痛较著者，可加延胡索、郁金活血理气定痛。

 本方对亡阳暴脱、四肢厥冷、热病高热、热深厥深，及热郁在里、阳气不能敷布于四肢末梢引起的厥逆，都不宜服用。

气阴两虚

症状表现

- 胸闷，心痛
- 心悸气短
- 自汗，口干少津
- 头晕乏力
- 舌红，苔少
- 脉细无力或结代

生脉饮

出自《内外伤辨惑论》，具有益气复脉、养阴生津之功效，用于气阴两虚型冠心病的治疗，无论在冠心病的稳定阶段，及急性心肌梗死、心源性休克、心律失常等危重时期，生脉饮均有很好的疗效。

方药组成

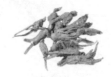

人参10克

麦冬15克

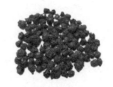

五味子6克

用法用量： 水煎2次混匀，分2～3次温服，每日1剂。中成药口服，1次10毫升，每日3次。

方义方解： 方中人参甘温，益气生津以补肺，肺气旺则四脏之气皆旺，为君药。麦冬甘寒，养阴清热，润肺生津，为臣药。人参、麦冬合用，则益气养阴之功益彰。五味子酸温，敛肺止汗，生津止渴，为佐药。

运用： 1.临床应用以汗多体倦，短气咽干，舌红、少苔，脉虚数为辨证要点。

2.用于治疗肺结核、慢性支气管炎、神经衰弱、心律不齐、急性心肌梗死、心源性休克、中毒性休克、失血性休克及冠心病、内分泌失调等属气阴两虚者。

辨证加减： 若属阴虚有热，可用西洋参代替人参；若见咳嗽，加百合、冬花、杏仁以润肺止咳；心烦失眠，加酸枣仁、柏子仁以宁心安神；病情急重者全方用量宜加重。

使用注意 热邪尚盛者，咳而尚有表证未解者忌用。

痰浊闭阻

症状表现

- 胸闷重而心痛轻
- 形体肥胖，痰多气短
- 伴有倦怠乏力
- 纳呆便溏
- 口黏，恶心
- 咯吐痰涎
- 苔白腻或白滑
- 脉滑

瓜蒌薤白半夏汤

出自《金匮要略》，具有通阳散结、祛痰宽胸的功效，用于治疗痰浊痹阻型冠心病。

方药组成

瓜蒌仁24克

薤白9克

半夏12克

黄酒30毫升

041

用法用量： 水煎2次混匀，分早、中、晚均于饭后1小时温服，每日1剂。

方义方解： 瓜蒌祛痰开胸散结，宣阳通痹；辅以薤白通阳行气止痛，半夏降逆祛痰逐饮；佐以白酒通经活络，以助各药上行。诸药合用，体现通阳散结，降逆除痰宽胸的配伍特点。

运用： 1.临床应用以胸中满痛彻背，咳唾痰涎，不能安卧，苔滑腻，脉弦滑为辨证要点。

2.用于治疗冠心病心绞痛、风湿性心脏病、室性心动过速、肋间神经痛、乳腺增生、慢性阻塞性肺病、创伤性气胸、老年咳喘、慢性支气管肺炎、慢性胆囊炎等属上述证机者。

辨证加减： 根据患者症状和病情轻重的不同，常加入丹参、三七、桃仁、红花、川芎、牛膝、柴胡、生地黄、当归等。

使用注意 方中白酒实为黄酒，或用醪糟代之亦可。

食疗良方

咸蛋牡蛎粥

咸鸭蛋2枚，牡蛎100克，粳米100克。牡蛎加清水1000毫升，煎煮取汁，以药汁与鸭蛋、粳米同煮成粥。作早、晚餐用，可常食。

本品有补肝肾、养心神的作用，适用于冠心病。

山楂荷叶粥

鲜荷叶50克，山楂、薏苡仁各20克，葱白5根，小米100克，精盐适量。荷叶、山楂、薏苡仁、葱白水煎取汁，与小米依常法煮粥，粥熟后以盐调味。早晚佐餐食用。

本品有理气化痰、减低血脂的作用，适用于冠心病。

失眠

失眠是以入睡困难、睡时易醒或早醒、睡眠质量差、睡眠时间显著减少、严重者整夜不眠等为表现的一系列临床症状。中医称失眠为不寐，认为此病发生为邪扰心神或心神不交所致，可分三类：一类是思虑劳倦太过，伤及心脾；一类是情志不遂，痰火扰动心神；一类是脾胃受伤，胃气不和，则夜卧不安。

思虑过度

症状表现

- 失眠，健忘
- 心悸，怔忡
- 盗汗，食少，体倦
- 舌苔白
- 面色枯黄
- 脉细微

归脾汤

首载于宋代名医严用和所著之《济生方》，但方中无当归、远志，至明代薛己为加强养血宁神之效将此二味补入，具有益气补血、健脾养心之功效，是治疗气虚不足、心脾两虚引起的失眠的经典方。

方药组成

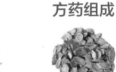
白术18克

黄芪18克

茯神18克

炒酸枣仁18克

龙眼肉18克

人参9克

木香9克

炙甘草6克

当归3克

远志3克

用法用量： 上药研成粗末，每次12克，加生姜5片，大枣1枚水煎，去渣温服。本方制成蜜丸，即"人参归脾丸"，每次服9克，每日2次，温开水送服。

方义方解： 方中以人参、黄芪、白术、炙甘草大队甘温之品补脾益气以生血，使气血旺而血生；当归、龙眼肉甘温补血养心；茯神、酸枣仁、远志宁心安神；木香辛香而散，理气醒脾，与大量益气健脾药配伍调和脾胃，以资化源；用法中姜、枣调和脾胃，以资化源。

运用： 1.临床应用以气短乏力，心悸失眠，或便血崩漏，舌淡，脉细弱为辨证要点。

2.用于治疗胃及十二指肠溃疡出血、功能性子宫出血、再生障碍性贫血、血小板减少性紫癜、神经衰弱、心脏病等属心脾气血两虚及脾不统血者。

辨证加减： 若心血不足较甚，加熟地黄、白芍、阿胶；若失眠较重，加柏子仁、五味子、夜交藤、合欢皮；若夜梦纷纭，时醒时寐，加肉桂、黄连；若兼脘闷纳差，苔滑腻，加二陈汤。

㊟㊟㊟㊟ 心阴亏虚证者不宜服用。

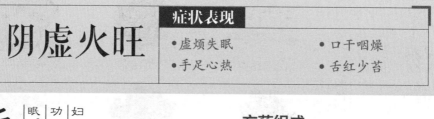

阴虚火旺

症状表现
• 虚烦失眠　　　• 口干咽燥
• 手足心热　　　• 舌红少苔

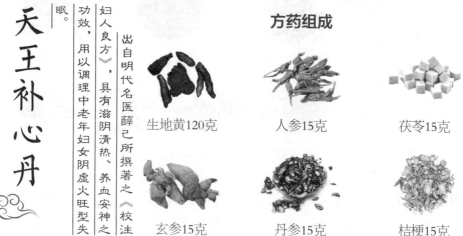

天王补心丹

出自明代名医薛己所撰著之《校注妇人良方》，具有滋阴清热、养血安神之功效，用以调理中老年妇女阴虚火旺型失眠。

方药组成

生地黄120克

人参15克

茯苓15克

玄参15克

丹参15克

桔梗15克

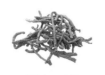
远志15克

当归30克

五味子30克

麦冬30克

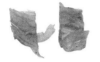
天冬30克

柏子仁30克

炒酸枣仁30克

用法用量：上药共为细末，炼蜜为小丸，用朱砂水飞9～15克为衣，每服6～9克，温开水送下，或用桂圆肉煎汤送服；亦可改为汤剂，用量按原方比例酌减。

方义方解：方中重用甘寒之生地黄，入心能养血，入肾能滋阴，故能滋阴养血，壮水以制虚火，为君药。天冬、麦冬滋阴清热，酸枣仁、柏子仁养心安神，当归补血润燥，共助生地黄滋阴补血，并养心安神，俱为臣药。玄参滋阴降火；茯苓、远志养心安神；人参补气以生血，并能安神益智；五味子之酸以敛心气，安心神；丹参清心活血，合补血药使补而不滞，则心血易生；朱砂镇心安神，以治其标，以上共为佐药。桔梗为舟楫，载药上行以使药力缓留于上部心经，为使药。

运用：1.临床应用以心悸失眠，手足心热，舌红少苔，脉细数为辨证要点。

2.用于治疗神经衰弱、冠心病、精神分裂症、甲状腺功能亢进等所致的失眠、心悸，及复发性口疮等属于心肾阴虚血少者。

辨证加减：失眠重，可酌加龙骨、磁石以重镇安神；心悸怔忡甚，可酌加龙眼肉、夜交藤以增强养心安神之功；心肾不交而见心烦失眠，多梦遗精，可合交泰丸（黄连、肉桂）交通心肾；遗精较频，可加芡实、莲须、金樱子补肾固涩。

🅤🅢🅔 由于方中含有朱砂，故不能长期服用，一般不宜超过1个月。

噩梦易醒

症状表现

- 烦躁不安
- 彻夜不眠
- 痰多胸闷
- 尿黄短少
- 舌红，苔黄厚

万氏牛黄清心丸

出自明代万全所著之《痘疹心法·古今经验诸方》，具有清热解毒、开窍安神之功效，对于治疗痰热内扰造成的多梦易醒效果极佳。

方药组成

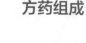

牛黄10克

黄连200克

黄芩120克

栀子120克

郁金80克

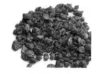

朱砂60克

用法用量： 上药制成粉末，混匀。每100克粉末加炼蜜100～120克制成大蜜丸，即得。1次2丸，每日2～3次。

方义方解： 方中牛黄清心解毒、豁痰开窍为君；以黄连、黄芩、栀子清热泻火为臣，助牛黄清心解毒；郁金芳香开闭，朱砂寒凉重镇，用以开窍安神，共为佐使。

运用： 1.临床应用以身热嗜睡，心烦，舌红、苔黄，脉数为辨证要点。

2.用于治疗乙型脑炎、流行性脑脊髓膜炎、中毒性痢疾等病。

辨证加减： 热毒重，加蒲公英、板蓝根、金银花、连翘等；痰热盛，加鲜竹沥1～2支（另冲）、川贝母、全瓜蒌、制半夏、天竺黄、胆南星；心火盛，加莲子心、淡竹叶、朱灯心、黄连。

使用注意 不宜长期服用，最长不宜超过7天。

头痛

头痛，亦称头风，是指眉弓以上至枕下部、颈上部范围内的疼痛，既可单独出现，亦可伴见于多种疾病的过程。头痛病因多端，按其性质可分为外感和内伤两大类。外感头痛以实证为主，多因感受风、寒、湿、热等邪气，阻止头部络脉，不通则痛，发为头痛；内伤头痛以虚证为主，多因先天不足、久病体虚、饮食劳倦等因素，导致头部清窍失养，不荣则痛，发为头痛。中医治疗头痛有独特的辨证论治优势，通过辨证确定证型，拟定治则治法，确立方药，随症加减，精准灵活。

风寒头痛

症状表现

- 头痛如破
- 痛连项背
- 恶风畏寒
- 口不渴
- 苔薄白
- 脉多浮紧

川芎茶调散

出自宋代太医局所编之《太平惠民和剂局方》，具有疏风止痛的作用，用于外感风邪所致的头痛，或有恶寒、发热、鼻塞。

方药组成

 川芎12克

 荆芥12克

 薄荷12克

 白芷6克

 羌活6克

 炙甘草6克

 防风4.5克

 细辛3克

用法用量：上药共为细末，每次服6克，清茶调下；亦作汤剂，用量按原方比例酌定。

方义方解：方中川芎辛温，善于祛风活血而止头痛，长于治少阳、厥阴经头痛；荆芥轻扬升散，温而不燥，善疏散风邪，既散风寒，又散风热，两药相合，疏散上部风邪而止头痛。防风、白芷、羌活、细辛均能疏风止痛，其中白芷善治足阳明胃经头痛，羌活善治足太阳膀胱经头痛，细辛善治足少阴肾经头痛。薄荷用量较重，能清利头目，消散上部风热。用时以清茶调下，是取茶叶的苦寒之性，既可上清头目，又能制约诸风药的过于温燥与升散。甘草调和诸药。

运用： 1.临床应用以头痛，鼻塞，脉浮为辨证要点。

2.用于治疗普通感冒、流行性感冒所致的头痛，偏头痛、血管神经性头痛、慢性鼻炎所引起的头痛，属风邪为患者。

辨证加减： 若风寒偏胜者，去薄荷，加紫苏，倍细辛；风热头痛者，去羌活、细辛，加菊花、蔓荆子、钩藤；头痛久治不愈者，加僵蚕、全蝎、桃仁等以加强搜风活血通络作用。

使用注意 血虚或因肝肾不足而阳气亢盛所致的头痛慎用。

风热头痛

症状表现

- 头呈胀痛
- 甚则头痛如裂
- 发热或恶风
- 口渴欲饮
- 面红目赤
- 便秘溲黄
- 舌红，苔黄
- 脉浮数

芎芷石膏汤

出自清代吴谦等编撰之《医宗金鉴》，具有疏风散寒、清泻郁热、通络止痛之功效，主治风热头痛。

方药组成

川芎10克

白芷10克

羌活10克

藁本10克

菊花12克

石膏30克

用法用量： 水煎2次混匀，分早、晚2次温服，每日1剂。

方义方解： 方中以川芎、白芷、菊花、石膏为主药，以疏风清热。川芎、白芷、羌活、藁本善止头痛，但偏于辛温，故伍以菊花、石膏校正其温性，变辛温为辛凉，疏风清热而止头痛。

运用： 1.临床应用以头痛而胀，面红目赤，口渴喜饮，大便不畅或便秘，小便黄，舌红苔黄，脉浮数为辨证要点。

2.用于治疗偏头痛、额窦炎性头痛等。

辨证加减： 若风热较甚，可去羌活、藁本，改用黄芩、栀子、薄荷辛凉清解；发热甚，加金银花、连翘清热解毒；若热盛津伤，症见舌红少津，可加知母、石斛、天花粉清热生津；若大便秘结，口鼻生疮，腑气不通，可合用黄连上清丸，苦寒降火，通腑泄热。

 使用注意 风寒头痛慎用。

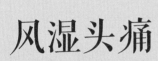

症状表现	
• 头痛如裹	• 大便或溏
• 肢体困重	• 苔白腻
• 胸闷纳呆	• 脉濡
• 小便不利	

羌活胜湿汤

载于金元时期名医李东垣所著之《内外伤辨惑论》，具有祛风、胜湿、止痛之功效，主治风湿在表之头身重痛而表证不明显者。

方药组成

羌活6克

独活6克

藁本3克

防风3克

炙甘草3克

蔓荆子2克

川芎1.5克

用法用量： 水煎2次混匀，分早、中、晚均于饭后1小时温服，每日1剂。

方义方解： 方中羌活、独活共为君药，二者皆为辛苦温燥之品，其辛散祛风，味苦燥湿，性温散寒，故皆可祛风除湿、通利关节。其中羌活善祛上部风湿，独活善祛下部风湿，两药相合，能散一身上下之风湿，通利关节而止痹痛。臣以防风、藁本，入太阳经，祛风胜湿，且善止头痛。佐以川芎、蔓荆子，活血祛风，以治头痛。使以甘草调和诸药。综观全方，以辛苦温散之品为主组方，共奏祛风胜湿之效，使客于肌表之风湿随汗而解。

运用： 1.临床应用以头身重痛或腰脊疼痛，苔白，脉浮为辨证要点。

2.用于治疗感冒、神经性头痛、眼科疾病和过敏性紫癜等。

辨证加减： 若湿浊中阻，症见胸闷纳呆、便溏，可加苍术、厚朴、陈皮等燥湿宽中；若恶心呕吐，可加生姜、藿香等芳香化浊，降逆止呕。

使用注意 本方发汗，以微汗为佳，大发其汗，易伤阳损阴；风湿热痹及素体阴虚者慎用。

肾虚头痛

症状表现

- 头痛而空
- 眩晕耳鸣
- 腰膝酸软
- 男子遗精
- 女子带下
- 少寐健忘
- 舌红少苔
- 脉沉细无力

大补元煎

出自《景岳全书》，具有救本培元、大补气血的功效，用于治疗肾虚头痛。

方药组成

熟地黄9克

人参6克

山药6克

杜仲6克

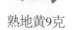

当归6克

枸杞子6克

山茱萸3克

炙甘草3克

用法用量： 水煎2次混匀，分早、中、晚均于饭前1小时温服，每日1剂。

方义方解： 方中人参大补元气为君，气生则血长；炒山药、炙甘草补脾气，佐人参以滋生化之源；当归养血活血调经；熟地黄、枸杞子、山茱萸、杜仲滋肝肾，益精血，乃补血贵在滋水之意。诸药配合，功能大补真元，益气养血，故景岳曾称此方为"救本培元第一要方"。

运用： 1.临床应用以神疲气短，腰酸耳鸣，脉微细为辨证要点。

2.用于治疗肾病综合征、肺结核、哮喘、慢性支气管炎、紫癜、鼻衄、癫痫、带下、不育等病症。

辨证加减： 若头痛而晕，面颊红赤，潮热汗出，去人参，加墨旱莲、知母、黄柏；若畏寒怕冷，四肢不温，舌淡苔白，脉沉细，加鹿角、附子。

使用注意 凡阴虚阳亢，血分有热，胃火炽盛，肺有痰热，外感风寒或风热者慎服。

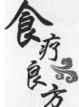
食疗良方

桑椹香蕉牛奶

桑椹20个，香蕉1根，牛奶100毫升。桑椹洗净，香蕉去皮切段，和牛奶一起放入榨汁机中搅打即可。

本品有减压安神、滋阴补血的作用，可缓解头痛。

桑菊豆豉粥

甘菊花、淡豆豉各15克，桑叶19克，粳米100克。前三味水煎取汁，与粳米同煮成稀粥。佐餐食用。

本品有疏风清热、清肝明目的作用，适用于风热偏头痛。

疏肝止痛粥

白芷6克，香附9克，玫瑰花3克，粳米100克，白糖适量。白芷、香附水煎取汁，与粳米同煮，煮至水沸时加入玫瑰花，以文火慢熬10分钟即成。作早、晚餐温热食用，服时以白糖调味。

本品有疏肝解郁、理气止痛的作用，适用于偏头痛。

中风

中风也叫脑卒中，是指以猝然昏仆，不省人事，半身不遂，口眼歪斜，语言不利为主症的病证。多由内伤积损，复因劳逸失度、情志不遂、饮酒饱食或外邪侵袭等触发，引起脏腑阴阳失调，气血逆乱所致。病位在心脑，与肝肾密切相关。中风的证候属于本虚标实，急性期常以风火、痰热、血瘀等实证多见，多用平肝潜阳、化痰息风、清热通腑、活血化瘀治法。恢复期及后遗症期，多为虚实兼夹，当扶正祛邪，标本兼顾，平肝息风，化痰祛瘀与滋养肝肾，益气养血并用。

肝阳上亢

症状表现

- 半身不遂，偏身麻木
- 舌强言謇或不语
- 或口舌歪斜
- 眩晕头痛，面红目赤
- 心烦易怒
- 尿赤便干
- 舌红或红绛
- 脉弦有力

天麻钩藤饮

善患者的临床症状，促进其神经功能的恢复。

肝肾之功效，用以治疗肝阳上亢型中风的效果确切，可显著改

出自《杂病证治新义》，具有平肝息风、清热活血、补益

方药组成

天麻9克

栀子9克

黄芩9克

杜仲9克

益母草9克

桑寄生9克

夜交藤9克

朱茯神9克

钩藤12克

川牛膝12克

生石决明18克

用法用量： 水煎2次混匀，分2～3次温服。

方义方解： 方中天麻平肝息风止眩，钩藤清肝息风定眩，共为君药。石决明长于平肝潜阳，清热明目，助君平肝息风；川牛膝活血利水，引血下行，直折亢阳，共为臣药。益母草活血利水，与牛膝配伍以平降肝阳；栀子、黄芩清肝降火，以折其亢阳；杜仲、桑寄生补益肝肾，以治其本；夜交藤、朱茯神宁心安神，为佐药。

运用： 1.临床应用以眩晕，耳鸣，热上冲头，头痛失眠，肢麻抽搐，舌红，脉弦数为辨证要点。

2.用于治疗高血压病、高血压脑病、帕金森病、中风等病症。

辨证加减： 若头痛较重，减杜仲、桑寄生，加川芎、木贼草、菊花、桑叶；若急躁易怒较重，可加牡丹皮、生白芍、珍珠母；若兼便秘不通，减杜仲、桑寄生，加生大黄、玄参等。

㊣⑭㊟㊡ 中医辨证属阴虚动风证者忌用。

症状表现

- 半身不遂
- 口舌歪斜，口角流涎
- 言语謇涩或不语
- 偏身麻木，心悸自汗
- 手足肿胀
- 舌暗淡，苔薄白
- 脉沉细、细缓或细弦

气虚血瘀

补阳还五汤

是治疗气虚血瘀型中风患者的代表方。

改错》，具有补气、活血、通络之功效，

出自清代名医王清任所著之《医林

方药组成

黄芪120克

当归尾6克

赤芍4.5克

地龙3克

川芎3克

桃仁3克

红花3克

用法用量： 水煎2次混匀，分早、中、晚均于饭前1小时温服，每日1剂。

方义方解： 方中重用黄芪，补益元气，意在气旺则血行，瘀去络通，为君药。当归尾活血通络而不伤血，用为臣药。赤芍、川芎、桃仁、红花协同当归尾以活血祛瘀；地龙通经活络，力专善走，周行全身，以行药力，亦为佐药。合而用之，则气旺、瘀消、络通，诸症向愈。

运用： 1.临床应用以半身不遂，口眼㖞斜，舌暗淡，苔白，脉缓无力为辨证要点。

2.用于治疗脑血管意外后遗症、冠心病及其他原因引起的偏瘫、截瘫、或单侧上肢、或下肢痿软等属气虚血瘀者。

辨证加减： 若半身不遂以上肢为主，可加桑枝、桂枝以引药上行，温经通络；下肢为主，加牛膝、杜仲以引药下行，补益肝肾；日久效果不显著，加水蛭、虻虫以破瘀通络；语言不利，加石菖蒲、郁金、远志等以化痰开窍；口眼㖞斜，可合用牵正散以化痰通络。

⬤使⬤用⬤注⬤意 本方需久服才能有效，愈后还应继续服用，以巩固疗效。

痰蒙清窍

症状表现

- 半身不遂，口舌歪斜
- 言语謇涩或不语
- 痰鸣漉漉
- 面白唇暗

- 肢体瘫软
- 二便自遗
- 舌紫暗，苔白腻
- 脉沉滑缓

涤痰汤

所聚，又可以补气渗湿化痰，使湿无所聚，痰无所生，以固其本。

其治疗中风病既可以开窍醒神治其标，又可以补气渗湿化痰，使湿无

中风，痰迷心窍，舌强不能言。用

豁痰清热、利气补虚之功效，主治

出自《严氏济生方》，具有

方药组成

制南星7.5克

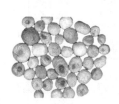

半夏7.5克

炒枳实6克

茯苓6克

橘红4.5克

石菖蒲3克

人参3克

竹茹2克

甘草1.5克

用法用量： 加生姜5片，水煎2次混匀，饭后温服。

方义方解： 方中半夏、制天南星燥湿化痰，半夏偏于醒脾，制天南星偏于通络；橘红、枳实理气化痰，橘红偏于行散，枳实偏于降浊；石菖蒲、竹茹解郁化痰，石菖蒲偏于开窍，竹茹偏于降逆；茯苓健脾益气渗湿；人参、甘草益气，人参偏于大补，甘草偏于平补。从其用量比例分析方药功用是涤痰开窍，行气益气。

运用： 1.临床应用以中风痰阻清窍（心），舌强不能言，喉有痰声，苔厚腻为其辨证要点。

2.用于治疗急性脑血管病、病毒性心肌炎、癫痫等属于痰迷心窍证者。

辨证加减： 若抽搐，加全蝎、僵蚕，以息风止抽；若喉间痰鸣，加天南星、射干、桔梗，以化痰利喉；若舌强不能语，加远志、石菖蒲，以开窍化痰；若心悸，加龙骨、牡蛎、人参，以益气潜阳安神；若大便溏泻，加白术、茯苓，以健脾渗湿止泻等。

（使）（用）（注）（意） 本方在导痰汤基础上又加石菖蒲、竹茹、人参，较之导痰汤又多开窍扶正之功。

痴呆

痴呆属于以知障碍的类型，是一种以脑组织弥漫性萎缩为病理特征的慢性进行性精神疾病。轻者可见神情淡漠，寡言少语，反应迟钝，善忘；重则表现为终日不语，或闭门独居，或口中喃喃，言辞颠倒，行为失常，忽笑忽哭，或不欲食，数日不知饥饿等。中医认为，痴呆的病位主要在脑，与心、肝、脾、肾功能失调密切相关，病因是肾、脾亏虚，气滞、血瘀、痰结所致。治疗当以开郁逐痰、活血通窍、平肝泻火治其标，补虚扶正、充髓养脑治其本。

脾肾两虚

症状表现

- 表情呆滞，沉默寡言
- 记忆减退，失认失算
- 口齿含糊，词不达意
- 伴气短懒言，肌肉萎缩
- 食少纳呆，口涎外溢
- 腰膝酸软
- 或四肢不温
- 腹痛喜按，泄泻
- 舌淡白
- 舌体胖大，苔白或舌红
- 苔少或无苔
- 脉沉细弱

还少丹

出自南宋洪遵所撰著之《洪氏集验》，是温补脾肾、养心安神的代表方剂，用于治疗脾肾两虚型痴呆。

方药组成

熟地黄60克

山茱萸60克

枸杞子60克

怀牛膝60克

杜仲60克

楮实子60克

肉苁蓉60克

巴戟天60克

茴香60克

茯苓60克

山药60克

续断60克

菟丝子60克

石菖蒲60克

远志60克

五味子60克

大枣100克

用法用量： 依法炼蜜为丸，每丸重9克，每次1丸，每日3次，温开水送服；汤剂，用量酌定，水煎2次混匀，分早、中、晚均于饭后1小时温服，每日1剂。

方义方解： 方中主药肉苁蓉、巴戟天、茴香皆能温肾壮阳，补命门相火，命门旺则脾强健运；辅以熟地黄、枸杞子均补肾水，肾水足以济火；佐以杜仲、牛膝、续断、菟丝子补肝肾、强腰膝，山药、茯苓益脾胃、祛水湿，山茱萸、五味子补肾润肺、涩精敛汗，远志、石菖蒲交通心肾、安神益智，楮实子健脾养肾、益气明目；使以大枣调和脾胃。诸药体现补肾益精与补心益脾药同用的配伍特点。

运用： 1.临床应用以食少纳呆，口涎外溢，腰膝酸软，脉沉细弱为辨证要点。

2.用于神经衰弱、性功能障碍、不育不孕、糖尿病、高血压、视网膜色素变性、中心性浆液性视网膜脉络膜炎等病症。

辨证加减： 若呃逆不食，口涎外溢，加炒白术、生黄芪、清半夏、炒麦芽；若夜尿频多，加菟丝子、蛇床子；若二便失禁，加益智仁、桑螵蛸。

⟮使⟯⟮用⟯⟮注⟯⟮意⟯ 阴虚火旺者慎用。

痰浊蒙窍

症状表现

- 表情呆钝，智力衰退
- 口多涎沫
- 哭笑无常，喃喃自语
- 头重如裹
- 或终日无语，伴不思饮食，脘腹胀痛，痞满不适
- 舌淡，苔白腻
- 脉滑

洗心汤

方剂。

开窍、通阳扶正的功效，是治疗痰浊蒙窍型痴呆的代表

出自清代医家陈士铎撰著之《辨证录》，具有化痰

方药组成

人参30克

茯神30克

酸枣仁30克

半夏15克

陈皮9克

神曲9克

甘草3克

附子3克

石菖蒲3克

用法用量： 水煎2次混匀，用120毫升灌服。服药后必熟睡，任其自醒，切不可惊醒。

方义方解： 方中人参、甘草益气，半夏、陈皮健脾化痰，附子协助参、草以助阳气，俾正气健旺则痰浊可除，茯神、酸枣仁宁心安神，石菖蒲芳香开窍，神曲和胃。

运用： 1.临床应用以终日不言不语，不思饮食，忽歌忽笑，舌淡苔白，脉滑为辨证要点。

2.用于治疗抑郁性精神疾病之忽歌忽笑者。

辨证加减：常加郁金、制远志以增加化痰益智之力。若舌红、苔黄腻，可加清心滚痰丸；言语颠倒，歌笑不休，甚至反喜污秽等，可改用转呆丹。

（使）（用）（注）（意）临床可据正虚、邪实之多少灵活调整扶正、祛痰药比重。

症状表现

气滞血瘀

- 表情迟钝
- 言语不利
- 善忘，易惊恐
- 或思维异常
- 行为古怪
- 伴肌肤甲错
- 口干不欲饮
- 双目暗晦
- 舌暗或有瘀点、瘀斑
- 脉细涩

复元活血汤

用于治疗气滞血瘀型痴呆。

发明》，具有活血祛瘀、疏肝通络之功效，

出自金元时期名医李东垣所著之《医学

方药组成

酒大黄30克　　柴胡15克　　天花粉9克　　当归9克

红花6克　　甘草6克　　炮穿山甲片6克　　桃仁50克

用法用量：上药共为粗末，每服30克，加黄酒30毫升，水煎服。

方义方解：方中重用酒制大黄，荡涤凝瘀败血，导瘀下行，推陈致新；柴胡疏肝行气，并可引诸药入肝经。两药合用，一升一降，以攻散胁下之瘀滞，共为君药。桃仁、红花活血祛瘀，消肿止痛；穿山甲破瘀通络，消肿散结，共为臣药。当归补血活血；天花粉既能入血分助诸药而消瘀散结，又可清热润燥，共为佐药。甘草缓急止痛，调和诸药，是为使药。大黄、桃仁酒制，及原方加酒煎服，乃增强活血通络之意。

运用： 1.临床应用以双目暗晦，舌暗或有瘀点瘀斑为辨证要点。

2.用于治疗肋间神经痛、肋软骨炎、胸胁部挫伤、乳腺增生症等属瘀血停滞者。

辨证加减： 瘀重而痛甚，加三七或酌加乳香、没药、延胡索等增强活血祛瘀，消肿止痛之功；气滞重而痛甚，可加川芎、香附、郁金、青皮等以增强行气止痛之力。

（使）（用）（注）（意） 孕妇忌服。

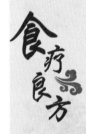

甘麦二枣粥

甘草25克，小麦50克，大枣10个，酸枣仁（炒）15克，粳米100克。将甘草、小麦、大枣、酸枣仁煎沸20分钟，去渣留汁，放入粳米煮熟即可食用。

本品甘润滋补、养心安神，适用于痴呆症之肝肾虚损型，表现有忧郁伤神兼见少寐多梦患者。

双耳莲子心汤

银耳、黑木耳各5克，莲子心2克，冰糖15克。将双耳用清水泡开，摘去蒂，洗净与莲子心一起放入碗内，加冰糖及水适量。放入蒸锅中蒸1小时。出锅放温，即可食用。

本品有养阴生津、清心润肺的作用，适用于痴呆症之肝肾阴虚所致时有狂躁不安、少寐虚烦、五心烦热之狂躁患者。

连翘竹沥茶

连翘心10克，竹沥20克，白糖适量。将连翘心加清水500毫升浸泡20分钟，武火煮沸后取鲜竹沥兑入沸水中。放入白糖即可。宜置冷服，以加强其泻心火之力；频服以代茶。

本品功能清泻心火、化痰通窍，适用于痴呆症痰火扰心型患者。

癫痫

癫痫又称痫证，是以发作性神情恍惚，甚则突然仆倒，昏不知人，口吐涎沫，两目上视，四肢抽搐，发过即苏醒，醒后一如常人为主要表现的一种病症。发作前可伴眩晕、胸闷等先兆，发作后常有疲倦乏力等症状。中医认为风、火、痰、瘀等外邪侵扰身体，导致五脏失调所致。常采用定痫息风、平肝泻火、祛痰开窍、活血化瘀等方法治疗。

阳痫

症状表现

- 突然仆倒，不省人事
- 或发怪叫
- 口唇青紫，牙关紧闭
- 甚则二便自遗
- 四肢抽搐，口吐涎沫
- 舌红，苔白腻
- 或喉中痰鸣
- 脉弦数或弦滑

黄连解毒汤

癫痫属阳痫者。

出自唐代名医王焘所著之《外台秘要》，是清热解毒的经典名方，治疗实热火毒及三焦热盛之证，现用于

方药组成

黄连9克

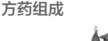
栀子9克

黄芩6克

黄柏6克

用法用量： 水煎。阳痫发作时，急以针刺人中、十宣、合谷等穴以醒神开窍，灌服黄连解毒汤。可用此汤服定痫丸，息风止痉。

方义方解： 方中黄连为君，清泻心火，兼泻中焦之火；臣以黄芩，泻上焦之火；佐以黄柏泻下焦之火，栀子泻三焦之火，导热下行，引邪热从小便而出。四药合用，三焦之火邪去而热毒解，诸症可愈。

运用： 1.临床应用以大热烦躁，口燥咽干，舌红，苔黄，脉弦数为辨证

要点。

2.用于治疗心脑血管疾病、老年痴呆、糖尿病、痢疾、肺炎、泌尿系感染、流行性脑脊髓膜炎、乙型脑炎以及感染性炎症等属热毒为患者。

辨证加减： 便秘者，加大黄以泻下焦实热；疮疡肿毒者，加蒲公英、连翘以清热解毒。

使用注意 本方为大苦大寒之剂，久服或过量易伤脾胃，非火盛者不宜使用。

症状表现

- 突然仆倒，不省人事
- 面色晦暗青灰而黄
- 手足清冷，身体拘急或抽搐时作
- 口吐涎沫，一般口不喑叫
- 平素神疲乏力
- 恶心泛呕
- 胸闷咳痰
- 纳差，便溏
- 舌淡，苔白腻
- 脉多沉细或沉迟

阴痫

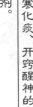

五生饮

出自元代医家危亦林《世医得效方》，具有温阳散寒化痰、开窍醒神的功效，是治疗阴痫的代表方剂。

方药组成

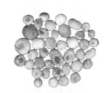

生南星30克

生半夏30克

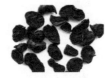

生川乌30克

生白附子30克

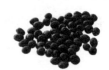

黑豆30克

用法用量： 水煎。急以针刺人中、十宣穴开窍醒神，灌服五生饮。

方义方解： 方以生南星、生半夏、生白附子辛温祛痰，半夏又能降逆散结，川乌大辛大热，散寒除积滞，黑豆补肾利湿。

运用： 1.临床应用以突然仆倒，不省人事，口吐涎沫，舌淡，苔白腻，脉沉为辨证要点。

2.用于治疗脑卒中后吞咽功能障碍等。

辨证加减： 时有恶心呕逆，加生姜、紫苏梗、竹茹；胸闷痰多者，加瓜蒌、枳实、胆南星；纳差便溏，加党参、炮姜、诃子。

使用注意 五生饮具有一定毒性，中病即止。可合二陈汤健脾除痰，以截生痰之源。

风痰蕴热

症状表现

- 突然发作，晕仆倒地神志不清
- 抽搐吐涎，尖叫畜声
- 二便失禁
- 眼斜口歪
- 苔白腻，脉弦滑

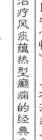

定痫丸

出自《医学心悟》，具有涤痰息风，开窍安神的功效，为临床治疗风痰蕴热型痫痼的经典名方。

方药组成

天麻30克

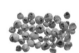
川贝母30克

半夏30克

茯苓30克

茯神30克

制胆南星15克

石菖蒲15克

全蝎15克

僵蚕15克

琥珀15克

陈皮21克

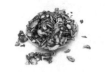

远志21克　　丹参（酒蒸）60克　　麦冬（去心）60克　　辰砂9克

用法用量： 用竹沥、姜汁、甘草熬膏，和药粉作丸，每服6克，温开水送下，分早、中、晚均于饭后1小时温服，每日1剂。

方义方解： 方中竹沥、贝母、胆南星苦凉性降，清热化痰，其中竹沥尚能镇惊利窍，贝母功擅开郁散结，胆南星兼具息风解痉；半夏、陈皮、茯苓相合，温燥化痰，理气和中，是取二陈汤之义；全蝎、僵蚕、天麻功专平肝息风而止痉。以上为本方涤痰息风的主要组成部分。又伍石菖蒲、远志、茯神祛痰开窍，宁心安神；丹参、麦冬偏凉清心，麦冬甘润又能养阴润燥，合贝母可防半夏、陈皮、全蝎、僵蚕辛烈伤阴；琥珀、朱砂镇心安神；甘草调和诸药。加入姜汁，意在温开以助化痰利窍，并防竹沥、胆南星、贝母寒凉有碍湿痰之消散。诸药相配，寒热兼进，润燥得宜，共奏涤痰息风，开窍安神之功。

运用： 1.临床应用以突然倒地，神志不清，抽搐吐涎，苔白腻，脉弦滑为辨证要点。

2.用于癫痫病发作期属风痰蕴热者。

辨证加减： 对久病频发者，须调补正气，于"方内加人参三钱尤佳"。原书在定痫丸之后，附有河车丸一方，并曰："既愈之后，则用河车丸以断其根。"

使用注意 宜于痰热上扰而致之痫证发作，等到痫证缓解，应化痰与培本兼顾，并注意饮食，调摄精神，扶其正气，以收全效。尤其对久病频发者，更应重在调理正气；对肝火痰热，肝肾阴虚，脾胃虚弱而致之癫痫（痫证），则不宜应用。

躁狂症

躁狂症是躁狂抑郁症的一种发作形式，以情感高涨、思维奔逸及言语动作增多为典型症状，严重时伴有幻觉、妄想、紧张症状等精神病性症状。多因遗传、体质、中枢神经介质的功效及代谢异常、精神因素而诱发。属中医"狂证"范畴，治疗多从调理肝、心、脾、肺、肾五脏入手，以降（泄）火、豁痰、活血、开窍以治标，调整阴阳，恢复神机以治本。

痰火扰神

症状表现

- 突然狂乱无知
- 骂詈号叫，不避亲疏
- 或毁物伤人，气力逾常，不食不眠
- 小便黄，大便干
- 舌红绛，苔黄燥
- 脉弦大或滑数

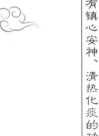

生铁落饮

出自《医学心悟》，具有镇心安神、清热化痰的功效，用于治疗痰火扰神型躁狂症。

方药组成

生铁落60克

天冬9克

麦冬9克

贝母9克

胆南星3克

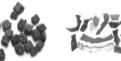

橘红3克

远志3克

石菖蒲3克

连翘3克

茯苓3克

茯神3克

玄参4.5克

钩藤4.5克

丹参4.5克

朱砂1克

用法用量： 先加水煎生铁落1小时，取汁煎余药。每日1剂，日服2～3次。

方义方解： 方中以生铁落镇心平肝，定惊疗狂。以朱砂泻心经邪热，镇心定惊；远志散心郁，通肾气上达于心；茯神开心益智，安魂养神，三药加强安神定志之力。以胆南星胜湿除痰；橘红调中快膈，导滞消痰；贝母散郁清心，润心肺，化燥痰；茯苓益脾宁心，淡渗除湿；钩藤除心热，平肝风；连翘泻心火，散血凝气聚；玄参滋阴降火；丹参祛瘀生新，通利血脉。以二冬合用清泻心肺之火。

运用： 1.临床应用以发作则暴，骂詈不避亲疏，甚则登高而歌，弃衣而走，蹦垣上屋，舌红，苔黄腻，脉弦滑数为辨证要点。

2.用于狂躁型精神分裂症、癫痫等病症。

辨证加减： 若大便秘结，加大黄、枳实泄热通腑。

使用注意 服后安神静睡，不可惊骇叫醒，犯之则病复作。

痰火扰心

症状表现

- 癫狂昏迷，咳喘痰稠
- 胶固难咯
- 胸脘痞闷
- 大便秘结
- 苔黄厚腻
- 脉滑数有力

礞石滚痰丸（片）

出自明代医家方广器所撰著之《丹溪心法附余》，具有泻火逐痰的功效，用于治疗痰火扰心型躁狂症。

方药组成

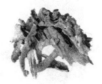

大黄（酒蒸）240克

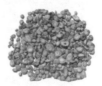

黄芩240克

沉香15克

礞石30克

用法用量： 水泛丸每粒1克，成人每次9克，每日1～2次，空腹温开水送服。片剂每片含生药0.5克，每次8片，每日1次。

方义方解： 方中以礞石为君，取其燥悍重坠之性，善能攻坠陈积伏匿之老痰，与焰硝同煅，其攻逐下行之性尤强。臣以大黄之苦寒，荡涤实热又开痰火下行之路。佐以黄芩苦寒泻火，专清上焦气分之热；复以沉香降逆下气，亦为治痰必先顺气之理。四药相伍，泻火逐痰之力较猛，可使痰积恶物，自肠道而下。对于形气壮实，痰火胶固为病者，用之最宜。

运用： 1.临床应用以癫狂惊悸，或喘咳痰稠，大便秘结为辨证要点。

2.用于治疗精神分裂症、脑炎后遗症、喘咳、失眠、顽固性便秘、腹痛、偏头痛、眩晕等病症。

辨证加减： 可根据病情之轻重、病势之缓急以及药后反应而增减药量：急重病，每服9～12克；慢性病，每服6～9克，均睡前服。

使用注意 非痰热实证者忌用。

症状表现

痰结血瘀

- 狂病经久不愈
- 面色暗滞而秽
- 躁扰不安，多言
- 恼怒不休
- 头痛，心悸而烦
- 舌紫暗，有瘀斑
- 少苔或薄黄苔干
- 脉弦或细涩

癫狂梦醒汤

的理想方剂。

狂症，是一个集化瘀、行气、祛痰为一体

解郁化痰之功效，用于治疗痰结血瘀型躁

出自《医林改错》，具有活血理气、

方药组成

桃仁24克

柴胡9克

木通9克

赤芍9克

陈皮9克

桑白皮9克

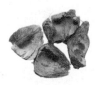
大腹皮9克

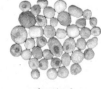
半夏6克

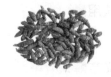
香附6克

青皮6克

紫苏子（研）12克

甘草15克

用法用量： 水煎2次混匀，分早、晚2次温服，每日1剂。

方义方解： 方中用桃仁、赤芍活血祛瘀；柴胡、香附疏肝解郁；青皮、陈皮开胸行气；半夏、紫苏子、桑白皮燥湿化痰，降逆下气；木通、大腹皮利水渗湿；甘草缓急建中。诸药配合，可使湿去痰化，清阳上升，腑气通畅，气行则血行，瘀血去而气滞行，神志自清，有如大梦之初醒。

运用： 1.临床应用以为面色晦暗，舌紫黯，舌下脉络瘀阻，脉沉涩为辨证要点。

2.用于中医脑病的治疗。

辨证加减： 瘀甚者，加红花、丹参增强活血之力；痰甚者，加胆南星、石菖蒲化痰醒神；大便闭着，加大黄通腑降浊。

㊢㊤㊟㊟ 月经过多者，经期前后忌用本方。孕妇忌服。

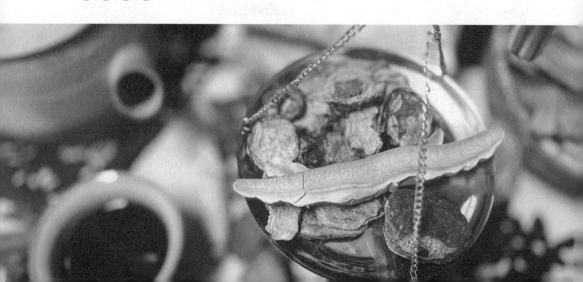

火盛伤阴

- 狂病日久，呼之能自止，但有疲惫之象
- 多言善惊，时而烦躁
- 形瘦面红而秽
- 大便干结
- 舌红少苔或无苔
- 脉细数

二阴煎

养阴安神的功效，用于火盛伤阴型躁狂症的治疗。

出自《景岳全书》，具有清心泻火、

方药组成

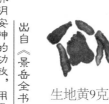
生地黄9克

麦冬9克

茯神9克

酸枣仁6克

黄连6克

甘草3克

玄参5克

木通5克

用法用量： 加灯心草20根水煎，分早、晚2次温服，每日1剂。

方义方解： 方中重用生地黄为君，滋阴补肾，凉血清热。臣以甘寒之麦冬，养阴生津；玄参苦寒，滋阴凉血兼能清热解毒。更佐以苦寒之黄连及木通以清热泻火利尿，燥湿解毒；茯苓甘淡，渗湿利水，健脾安神。酸枣仁养肝敛阴，宁心安神；生甘草清热解毒，调护中土，二药同为使药。诸药合用，共奏滋阴降火，宁心安神之功。

运用： 1.临床应用以多言善惊，形瘦面红，大便干结，舌红少苔，脉细数为辨证要点。

2.用于治疗心火亢盛所致心烦、失眠，或惊狂失志、多言多笑，或疮疹烦热失血等病证。

辨证加减： 痰盛热甚，加制胆南星3克，或天花粉4.5克。

使用注意 对于无肾阴不足的心火亢盛的实热证，不宜应用。

高血压

非药物控制的前提下，一般将收缩压 ≥ 140mmHg 或舒张压 ≥ 90mmHg（≥ 140/90mmHg），称为高血压。中医认为，高血压病的发生主要缘于七情六欲过度、饮食劳伤及年老体衰，病位在心、肝、脾、肾，病性有实有虚，也有虚实夹杂者。以肝经有热，阴虚阳亢、痰浊壅遏证型居多；头晕头痛、烦躁失眠，血压升高为常见症；治法本着清肝降火、滋阴潜阳、涤痰化浊为原则。同时，若能注重情志安和，起居有节，饮食调养，适度锻炼等方面保健，那么疗效将会进一步巩固和提高。

肝风内动型

症状表现

- 眩晕欲仆
- 耳鸣如蝉
- 肢麻震颤
- 心悸失眠
- 舌红，苔薄黄
- 脉弦细

镇肝息风汤

出自近代名医张锡纯所著之《医学衷中参西录》，具有镇肝息风、滋阴潜阳之功效。用于眩晕、耳鸣、中风等的治疗，对肝肾阴虚、肝风内动型高血压疗效确切。

方药组成

怀牛膝30克

生代赭石30克

生龙骨15克

生牡蛎15克

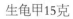
生龟甲15克

白芍15克

玄参15克

天冬15克

川楝子6克

生麦芽6克

茵陈6克

甘草4.5克

用法用量：水煎2次混匀，分早、晚2次温服，每日1剂。

方义方解：方中怀牛膝补益肝肾为君。代赭石镇肝降逆，合牛膝以引气血下行，急治其标；龙骨、牡蛎、龟甲、白芍益阴潜阳，镇肝息风，共为臣药。玄参、天冬滋阴清热，合龟甲、白芍滋阴以柔肝；茵陈、川楝子、生麦芽清泄肝热，疏肝理气，以遂其性，以上俱为佐药。甘草调和诸药，合生麦芽能和胃安中，以防金石、介类药物碍胃为使。

运用：1.临床应用以头目眩晕，热痛，面色如醉，脉弦长有力为辨证要点。

2.用于治疗类中风、脑血栓形成、脑出血、血管神经性头痛等属于肝肾阴虚、肝风内动者。

辨证加减：心中烦热甚，加石膏、栀子以清热除烦；痰多，加胆南星、竹沥水以清热化痰。

使用注意 若属气虚血瘀之风，则不宜使用本方。

痰湿内阻

症状表现

- 头重如裹，胸脘痞闷
- 纳呆恶心，呕吐痰涎
- 身重困倦
- 少食多寐
- 苔腻
- 脉滑

半夏白术天麻汤

祛湿之功效，用于治疗痰湿内阻型高血压病。

出自《医学心悟》，具有化痰息风、健脾

方药组成

半夏5克

天麻3克

茯苓3克

橘红3克

白术9克

甘草1.5克

生姜1片

大枣6克

用法用量： 水煎2次混匀，分早、晚2次温服，每日1剂。

方义方解： 方中半夏燥湿化痰，降逆止呕；天麻平肝息风，而止头眩，两者合用，为治风痰眩晕头痛之要药。以白术、茯苓为臣，健脾祛湿，能治生痰之源。佐以橘红理气化痰，脾气顺则痰消。使以甘草和中调药；煎加姜、枣调和脾胃，生姜兼制半夏之毒。综观全方，风痰并治，标本兼顾，但以化痰息风治标为主，健脾祛湿治本为辅。

运用： 1.临床应用以眩晕头痛，舌苔白腻，脉弦滑为辨证要点。

2.本方常用于耳源性眩晕、神经性眩晕、癫痫、面神经瘫痪、冠心病心绞痛等属风痰上扰者。

辨证加减： 若眩晕较甚，可加僵蚕、胆南星等以加强化痰息风之力；头痛甚，加蔓荆子、白蒺藜等以祛风止痛；呕吐甚，可加代赭石、旋覆花以镇逆止呕；兼气虚，可加党参、生黄芪以益气。

使用注意 阴虚阳亢、气血不足所致之眩晕，不宜使用。

症状表现

瘀血内阻

- 头痛如刺，痛有定处
- 胸闷心悸
- 手足麻木，夜间尤甚
- 舌暗
- 脉弦涩

通窍活血汤

高血压病。

通窍活络的功效，用来治疗瘀血内阻所致

出自《医林改错》，具有活血化瘀、

方药组成

赤芍3克

川芎3克

桃仁9克

红花9克

鲜姜9克

红枣7个

老葱3根

麝香0.15克

用法用量： 前七味用黄酒250毫升，同煎2次，兑匀后，入麝香微煎，分早、中、晚3次温服。

方义方解： 方中赤芍入肝经，有清热凉血的作用；川芎气香味辛，理气活血化瘀，为血中之气药；红花偏于活血化瘀通经，桃仁重于破血祛瘀润燥，两药合用，有加强活血化瘀的作用；方中配有辛香通窍的麝香、老葱，以发散通阳、上行通窍，使药力作用于上；黄酒引经；大枣缓中。全方配合，祛瘀通窍，活血通经，其构思之巧，配伍之精，堪为上乘。

运用： 1.临床应用以头面部官窍疼痛，皮肤瘀黯或紫色为其辨证要点。

2.常用于治疗脑外伤、脑震荡、中风后遗症、乙型脑炎后遗症、头痛、神经官能症、脱发、癫痫、白癜风等病症。

辨证加减： 瘀血明显，加当归尾、三七；心悸、失眠，加远志，酸枣仁。

⭕使⭕用⭕注⭕意 孕妇忌服。

肝肾阴虚

症状表现

- 头晕头痛，视物模糊
- 心悸健忘，失眠多梦
- 腰酸腿软，手足心热
- 口燥咽干
- 烦躁易怒
- 甚至四肢麻木

杞菊地黄丸

疗肝肾阴虚型高血压。

具有滋肾养肝、益精血明目的功效，用于治

出自清代医家董西园所著之《医级》，

方药组成

熟地黄240克

山茱萸120克

怀山药120克

枸杞子120克

泽泻90克

牡丹皮90个

茯苓90克

菊花90克

用法用量： 蜜丸，每次6~9克，每日2次，空腹温水服。也可用作汤剂，各药用量酌减。

方义方解： 方中熟地黄、怀山药、山茱萸三补，泽泻、茯苓、牡丹皮三泻，三补三泻，滋阴补肾，合以枸杞子、菊花滋肾益精，养肝明目。全方功能滋肾养肝、益精明目，用于治疗肝肾阴虚，目糊羞明最为合适。

运用： 1.临床应用以肝肾阴亏，目痛干涩，视物模糊，舌红少苔，脉细数为辨证要点。

2.用于治疗高血压病、糖尿病、视网膜炎、青光眼、眼底出血、高血压脑病，梅尼埃综合征、神经官能症合并泌尿系感染、妊娠高血压合并不安腿综合征、阴痒等病证。

辨证加减： 肝阳上亢加龙骨、牡蛎、钩藤，肝肾阴虚加首乌、龟甲、桑椹子，目赤肿痛加石决明、羚羊角。

使用注意 服药期间，忌食酸性及生冷食物。

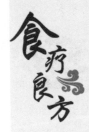

苦瓜拌芹菜

苦瓜200克，芹菜150克，芝麻酱50克，精盐、味精、酱油、蒜泥适量。将芹菜去掉根和叶片，洗净后切成2厘米长的段，用开水焯一下，晾凉备用；将苦瓜削皮去瓤切成细丝，用开水焯一下，再用凉开水过一下，沥净水分，和芹菜拌在一起；芝麻酱用凉开水调成稀糊，加上精盐、味精、酱油、醋、蒜泥与菜调匀，即可食用。

本品有凉肝降压的作用，适用于肝阳上亢之高血压患者。

罗布麻炒西芹

罗布麻100克，西芹200克，盐、味精、淀粉适量。西芹切菱形块焯水，罗布麻煎取浓汁调盐、味精、芡粉炒匀即可。

本品有平肝清热、祛风利湿、降血压的作用，适用于高血压患者。

海蜇马蹄汤

海蜇头60克，漂洗去咸味，同马蹄（荸荠）等量，煮汤服。

适用于高血压头晕，口渴，便秘。

葛根粉粥

先将新葛根洗净切片，经水磨石澄取淀粉，晒干备用。每次以葛根粉30克，粳米100克，煮粥。

本品有清热、生津、止渴之功，适用于高血压、冠心病、心绞痛患者。

芹菜苹果饮

芹菜300克，苹果400克。芹菜切短，苹果切块，同放入榨汁机内，随个人喜爱兑加开水，滤过后加盐和胡椒调味即可。

适用于动脉硬化伴有血压高者食用。

胡萝卜粥

新鲜胡萝卜适量，切碎，同粳米250克煮粥。

适用于高血压、糖尿病患者有脾虚而消化不良者。

菊花茶

秋季霜降前，将菊花采摘去蒂，烘干或蒸后晒干，亦可置通风处阴干，然后磨粉备用。每次用10～15克泡茶饮用即可。

本品有散风热、清肝火之功，适用于高血压、冠心病患者。

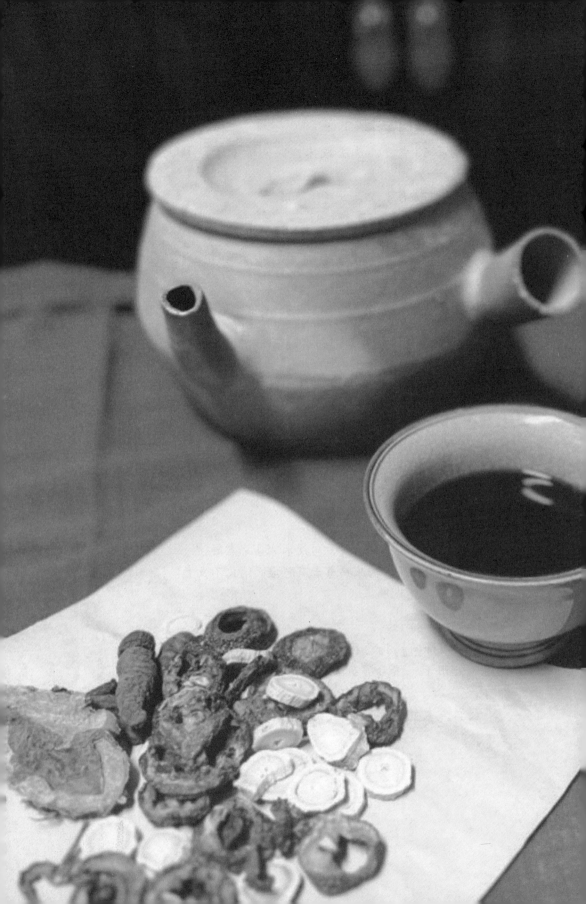

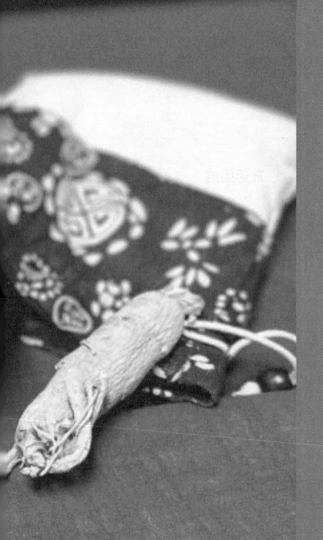

第三章

脾胃系疾病

胃病

胃病系临床常见及多发疾病，也是中医药治疗的优势病种，为"胃痛、痞满、恶心、呕吐"等中医病名的统称。临床表现纷繁复杂。中医根据多年的临床经验总结，发现寒热辨证是治疗胃病执简驭繁的具有指导意义的法则，可将胃病分为脾胃虚寒证、胃热证及气滞胃胀。

胃部寒凉

症状表现

- 不爱喝水
- 喜热恶寒
- 舌淡苔白
- 大便溏薄

理中丸

出自《伤寒论》，具有温中祛寒、补气健脾之功效，用于治疗脾胃虚寒证。

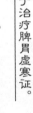

方药组成

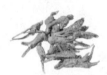
人参9克

干姜9克

炙甘草9克

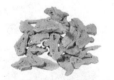
白术9克

用法用量： 上药为末，炼蜜为丸，每丸重9克。1次1丸，每日2次。小儿酌减。

方义方解： 方中干姜温运中焦，以散寒邪为君；人参补气健脾，协助干姜以振奋脾阳为臣；佐以白术健脾燥湿，以促进脾阳健运；使以炙甘草调和诸药，而兼补脾和中；以蜜和丸，取其甘缓之气调补脾胃。诸药合用，使中焦重振，脾胃健运，升清降浊机能得以恢复，则吐泻腹痛可愈。

运用： 1.临床应用以脘腹绵绵作痛，呕吐便溏，畏寒肢冷，舌淡，苔白，脉沉细为辨证要点。

2.用于治疗中焦虚寒所致呕吐，表现为便溏、胃寒、肢冷、腹痛；急、慢性肠胃炎、胃及十二指肠溃疡，胃扩张、霍乱等属脾胃虚寒者。

辨证加减： 若虚寒甚，加附子、肉桂以增强温阳祛寒之力；呕吐甚，加生姜、半夏降逆和胃止呕；下利甚，加茯苓、白扁豆健脾渗湿止泻。

使用注意 湿热内蕴中焦或脾胃阴虚者禁用。

积食胃热

症状表现

- 胃脘胀痛
- 胃中灼热
- 不喜按压
- 口气浑浊
- 大便干燥
- 舌红苔黄

保和丸

出自元代名医朱丹溪所著之《丹溪心法》，具有扶脾开郁、行气消食、清热化痰的功效，是家喻户晓治疗食积停滞的丸剂。

方药组成

山楂18克

半夏9克

茯苓9克

神曲6克

莱菔子6克

陈皮6克

连翘6克

用法用量： 以上诸药共为细末，水泛为丸，每次6～9克，温开水或麦芽煎汤送服；亦可作汤剂，用量按原方比例酌定。

方义方解： 方中山楂、神曲助消化，消食滞；半夏、陈皮、茯苓降逆和胃；莱菔子消食导滞；连翘散食滞所致的郁热。

运用： 1.临床应用以脘腹胀满，嗳腐厌食，苔厚腻，脉滑为辨证要点。

2.用于治疗急慢性胃炎、急慢性肠炎、消化不良、婴幼儿腹泻等属食积内停者。

辨证加减： 本方药力较缓，若食积较重，可加枳实、槟榔；苔黄脉数，可加黄连、黄芩；大便秘结，可加大黄；兼脾虚，可加白术。

使用注意 久病体虚，脾胃虚弱，或偏寒者不宜。体虚胃弱，无积滞者不宜。孕妇慎用。

症状表现

- 胃脘疼痛隐隐
- 喜温喜按
- 伴食少纳呆
- 神疲体倦
- 大便溏软

胃部胀痛

香砂六君子汤

出自清代《古今名医方论》，具有益气化痰、理气畅中之功效，用于治疗脾胃气虚、寒湿停滞中焦所致胃肠道疾病。

方药组成

人参9克

白术9克

茯苓9克

陈皮9克

炙甘草6克

半夏12克

木香6克

砂仁6克

用法用量： 加生姜6克，水煎2次混匀，分早、晚2次温服，每日1剂。水泛为丸，每次6～9克，每日2～3次。

方义方解： 方中以党参益气健脾，补中养胃为君；臣以白术健脾燥湿；佐以茯苓渗湿健脾；陈皮、木香芳香醒脾，理气止痛；半夏化痰湿，砂仁健脾和胃，理气散寒，使以甘草调和诸药。全方扶脾治本，理气止痛，兼化痰湿，和胃散寒，标本兼顾。

运用： 1.临床应用以脘腹胀满痛，呕吐痞闷，不思饮食，舌淡，苔白腻为辨证要点。

2.用于治疗慢性肾炎的高氮质血症、慢性口腔溃疡、乳糜尿以及胸痹、支气管扩张、慢性支气管炎、慢性肝炎、早期肝硬化、胃扭转、神经性呕吐、倾倒综合征、慢喉喑等病证。

辨证加减： 若脘腹痛甚，加吴茱萸、高良姜；寒湿甚，加肉桂、干姜；泛酸，加煅瓦楞子、海螵蛸。

使用注意 服药期间，忌食生冷、油腻食物。

胃胀、口泛酸水

症状表现

- 胃脘痞闷或胀满
- 频频嗳气
- 纳差，呃逆，恶心
- 甚或呕吐
- 舌苔白腻
- 脉缓或滑

旋覆代赭汤

出自《伤寒论》，具有健脾和胃、降逆止呕之功效，现代临床主要用于治疗反流性食管炎、胃炎等消化系统疾病。

方药组成

旋覆花9克

代赭石9克

制半夏9克

人参6克

炙甘草6克

生姜10克

大枣4枚

用法用量： 水煎2次混匀，分2～3次温服，每日1剂。

方义方解： 方中旋覆花性温而能下气消痰，降逆止嗳，为君药。代赭石质重而沉降，善镇冲逆，但味苦气寒，故用量稍小为臣药。以生姜、半夏之辛，而散逆气，除痞散硬为佐；人参、大枣、甘草之甘，而调缓其中，以补胃气而除噫。诸药合用，使痰浊得消，胃虚得补，气逆得降，则心下痞硬得除，噫气自止。

运用： 1.临床应用以心下痞硬，嗳气频作，或呕吐，呃逆，苔白腻，脉缓或滑为辨证要点。

2.用于证属肝胃不和、脾胃气虚、气郁痰阻的胃食管反流病、慢性胃炎、功能性消化不良、胃排空障碍、胃癌等消化道疾病。

辨证加减： 若胃气不虚，可去人参、大枣，加重代赭石用量，以增重镇降逆之效；痰多，可加茯苓、陈皮助化痰和胃之力。

使用注意 服药时以少量频服为佳，可预防服后吐出。若顽固性呕吐，服药入口即吐者，可用灶心黄土或芦根先煎取汁，以药汁煎其他药。

石斛玉竹粥

玉竹9克，石斛12克，大枣5枚，粳米60克。前二味加水煎汤，去渣取汁，入大枣、粳米同煮成粥。每日1剂，连服7～8天。

本品有滋阴除热的作用，适用于胃热阴虚引起的慢性胃炎。

健胃茶

徐长卿4.5克，北沙参3克，化橘红、白芍各3克，生甘草2克，玫瑰花、红茶各1.5克。上味共制粗末，以沸水冲泡。代茶饮服，每日1剂，连服3个月为1个疗程。

适用于虚寒型浅表性胃炎。

食疗良方

便秘

　　便秘是指粪便在肠内滞留过久，秘结不通，排便周期延长，或周期不长，但粪质干结，排出艰难，或粪质不硬，虽有便意，但便而不畅的病症。发病原因有饮食不节、情志失调、外邪犯胃、禀赋不足等。病机主要是热结、气滞、寒凝、气血阴阳亏虚引起肠道传导失司所致。中医治疗便秘以虚实为纲，气血为本，同时注重肺、脾、肾肝等脏腑功能的调治，根据不同的致病原因，结合全身症状，分别采用不同的方法，实证以祛邪为主，虚证以扶正为先，或标本兼治，辨证施治，灵活运用。

热秘

症状表现

- 大便干结
- 腹胀腹痛
- 面红身热
- 口干口臭
- 心烦不安
- 小便短赤
- 舌红，苔黄燥
- 脉滑数

麻子仁丸

出自《伤寒论》，具有润肠泄热、行气通便的功效，主治热秘。

方药组成

麻子仁500克

大黄500克

芍药250克

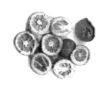

炙枳实250克

厚朴250克

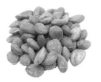

杏仁250克

用法用量：上药为末，炼蜜为丸，每次9克，每日1～2次，温开水送服。亦可按原方用量比例酌减，改汤剂煎服。

方义方解：方中麻子仁性味甘平，质润多脂，功能润肠通便，为君药。

杏仁上肃肺气，下润大肠；白芍养血益阴，缓急止痛为臣。大黄、枳实、厚朴即小承气汤，以轻下热结，除胃肠燥热为佐。蜂蜜甘缓，既助麻子仁润肠通便，又可缓和小承气汤攻下之力，以为佐使。综观本方，虽用小承气以泻下泄热通便，而大黄、厚朴用量俱从轻减，更取质润多脂之麻子仁、杏仁、白芍、白蜜等，一则益阴增液以润肠通便，使腑气通，津液行，二则甘润减缓小承气攻下之力。

运用： 1.临床应用以大便秘结，小便频数，舌苔微黄少津为辨证要点。

2.用于治疗虚人及老人肠燥便秘、习惯性便秘、产后便秘、痔疮术后便秘等属胃肠燥热者。

辨证加减： 津液已伤，可加生地黄、玄参、麦冬以养阴生津；若兼郁怒伤肝，易怒目赤，加服更衣丸以清肝通便；若燥热不甚，或药后通而不爽，可用青麟丸以通腑缓下，以免再秘。

使用注意 年老体虚、津亏血少者不宜常服，孕妇慎用。

气秘

症状表现

- 大便干结，或不甚干结，欲便不得出
- 或便而不畅，肠鸣矢气
- 腹中胀痛，胸胁满闷
- 嗳气频作
- 饮食减少
- 舌苔薄腻
- 脉弦

六磨汤

出自《世医得效方》，具有理气调中、行滞通便的功效，治气滞腹痛，大便秘结而有热。

方药组成

沉香10克

木香10克

槟榔10克

乌药10克

枳实10克

大黄10克

用法用量： 水煎2次混匀，分早、晚2次温服，每日1剂。

方义方解： 方中木香、乌药行气止痛；沉香降逆调中；枳实、槟榔、大黄导滞通便。诸药合用，共奏其功效。

运用： 1.临床应用以便秘腹痛，脉弦滑为辨证要点。

2.用于治疗肾绞痛、急性细菌性痢疾及胆道蛔虫病等病症。

辨证加减： 若气郁日久，郁而化火，可加黄芩、栀子、龙胆草清肝泻火；若气逆呕吐者，可加半夏、旋覆花、代赭石；若七情郁结，忧郁寡言者，加白芍、柴胡、合欢皮疏肝解郁；若跌仆损伤，腹部术后，便秘不通，属气滞血瘀者，可加桃仁、红花、赤芍之类活血化瘀。

使用注意 胃肠燥热者忌用。

症状表现	
●大便艰涩	●呃逆呕吐
●腹痛拘急，胀满拒按	●舌苔白腻
●胁下偏痛，手足不温	●脉弦紧

冷秘

大黄附子汤

的代表方剂。

下冷积之功，是治疗冷积便秘而正气未虚证

出自《金匮要略》，具有温阳散寒、泻

方药组成

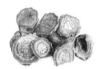

大黄9克

炮附子9克

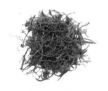

细辛3克

用法用量： 水煎2次混匀，分早、晚2次温服，每日1剂。

方义方解： 本方意在温下，故重用辛热之附子，温里散寒，止腹胁疼痛；以苦寒泻下之大黄，泻下通便，荡涤积滞，共为君药。细辛辛温宣通，散寒止痛，助附子温里散寒，是为臣药。大黄性味虽属苦寒，但配伍附子、细辛之辛散大热之品，则寒性被制而泻下之功犹存，为去性取用之法。三味合用，共成温经散寒、通便止痛之功。

运用： 1.临床应用以腹痛，大便不通，苔白腻，脉紧弦为辨证要点。

2.用于治疗急性阑尾炎、急性肠梗阻、睾丸肿痛胆绞痛胆囊术后综合征、尿毒症等属寒积里实证。

辨证加减： 腹部胀满、舌苔厚腻、积滞较重，可加木香、厚朴以加强行气导滞的作用；腹痛甚，可加肉桂以温里止痛；体虚较甚，可加当归、党参以益气养血。

使用注意 中医辨证属湿热夹积滞中阻者慎用。

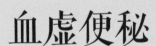

血虚便秘	症状表现	
	● 大便干结	● 心悸气短，健忘
	● 排出困难	● 口唇色淡
	● 面色无华	● 脉细

润肠丸

出自《脾胃论》，具有润肠通便、活血祛风的功效。主治血虚便秘。

方药组成

麻子仁38克

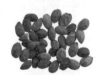

桃仁30克

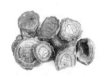

大黄15克

当归尾15克

羌活15克

用法用量： 上药共研细末，炼蜜为丸，如梧桐子大。每次9克，每日1~2次，温开水送服。亦可改用饮片作汤剂水煎服，各药用量按常规剂量酌减。

方义方解： 方中用麻子仁润燥滑肠通便，兼能补虚，为君药。桃仁助君润肠通便，又能活血祛瘀；大黄泻肠胃伏火燥热，通便逐瘀；当归尾养血活血，润肠通便，共为臣药。羌活疏散风邪，为佐药。五药合用，使血和风疏，肠胃得润，大便自然通利。综观全方，可使肠润、血活、风祛、便通，而诸症自愈，是肠燥便秘之良方。

运用： 1.临床应用以大便干燥秘涩，或干结如羊屎，甚至闭塞不通，饮食不思为辨证要点。

2.用于治疗习惯性便秘等病症。

辨证加减： 若兼气虚，可加白术、党参、黄芪益气生血；若血虚已复，大便仍干燥，可用五仁丸润滑肠道。

㊣㊣㊣㊣ 孕妇禁用。

瓜蒌甘草饮

全瓜蒌9克，甘草3克，蜂蜜60克。水煎前2药，去渣取汁，调入蜂蜜。每日1剂，分2次服用。

本品有益气补血润肠的作用，适用于肠燥便秘。

桑椹蒸鸡蛋

桑椹子膏25克，核桃肉茸30克，鸡蛋2枚，酱油2克，味精1克，熟猪油15克。鸡蛋打入碗中，加入桑椹子膏、核桃肉茸、味精，调打成蛋液，入笼蒸以旺火沸水蒸10分钟，取出，加入熟猪油、酱油即成。每日1次，常食之。

本品有滋阴补血、生津润肠的作用，适用于血虚肠燥便秘。

痢疾

　　痢疾是一种常见的肠道传染疾病。临床以大便次数增多，腹痛，肛门坠胀，大便不爽，下痢赤白脓血为主要特征。本病一年四季都可发病，夏秋季流行，发生多与外感时邪疫毒、饮食不节等因素相关。病位在肠，与脾胃有密切关系。痢疾的治疗，以初痢宜通，久痢宜涩，热痢宜清，寒痢宜温，寒热虚实夹杂者宜通涩兼施、温清并用。对具传染性的细菌性痢疾和阿米巴痢疾，应重在预防，控制传染。

症状表现

湿热痢

- 腹痛
- 便脓血，赤白相兼
- 里急后重，肛门灼热
- 小便短赤
- 舌苔黄腻
- 脉滑数

芍药汤

出自金代名医刘完素所撰《素问病机气宜保命集》，具有清脏腑热、清热燥湿、调气和血之功效，主治湿热痢疾。

方药组成

芍药15克

当归9克

黄连9克

黄芩9克

槟榔9克

大黄6克

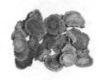

木香5克

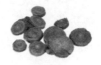

炙甘草5克

肉桂2克

用法用量： 水煎2次混匀，分早、晚2次温服，每日1剂。

方义方解： 方用芍药、黄芩、黄连、大黄清热燥湿，且大黄又能通里导滞而缓里急；芍药又与当归、木香、槟榔合用，理气血而行瘀滞；芍药与甘草相伍，缓急止痛，和中调药；妙在配入少量之肉桂，性热反佐而且诱导之功；服后痢下不减者，因积滞较重，可再酌情增加大黄之量以攻下去积。诸药合用，共奏清热燥湿、调气和血、通里导滞之功。

运用： 1.临床应用以痢下赤白，腹痛里急，苔腻微黄为辨证要点。

2.用于治疗细菌性痢疾、阿米巴痢疾、过敏性结肠炎、急性肠炎、肠梗阻等病症。

辨证加减： 泻下赤多白少，甚或纯下赤冻，改当归为当归尾，并加牡丹皮以加强止血之力；伴有表证，加葛根。

使用注意 若表证重者，不宜应用本方。

寒湿痢

症状表现

- 腹痛拘急
- 痢下赤白黏冻
- 白多赤少，或纯为白冻
- 里急后重，脘胀腹满
- 头身困重
- 舌淡，苔白腻
- 脉濡缓

不换金正气散

代表方剂。

湿化痰、理气和中之功效，是治疗寒湿痢的

出自《太平惠民和剂局方》，具有燥

方药组成

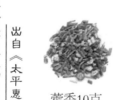
藿香10克

苍术10克

厚朴10克

陈皮10克

制半夏10克

炙甘草10克

生姜10克

大枣9克

用法用量： 上药前六味制成散剂，每次30克，姜枣煎汤送服；汤剂，水煎2次混匀，分早、中、晚均于饭后1小时温服，每日1剂。

方义方解： 方中苍术、厚朴、陈皮、炙甘草、生姜、大枣即平胃散，能燥湿运脾，行气和胃；藿香芳香化湿，和胃止呕；半夏燥湿化痰，降逆止呕，消痞散结。诸药共奏燥湿化痰，理气和中之功效。

运用： 1.临床应用以腹胀吐泻，恶寒发热，苔白厚腻，脉浮缓为辨证要点。

2.用于治疗慢性胃炎、急性胃肠炎等病症。

辨证加减： 若痢下白中兼紫，加当归、芍药；脾虚纳呆，加白术、神曲；寒湿内停、腹痛、痢下滞而不爽，加大黄、槟榔，配炮姜、肉桂。

使用注意 阴虚火旺者慎用。

噤口痢

症状表现

- 下痢赤白脓血
- 不思饮食
- 或呕吐频繁不能进食 大便次数增多
- 烦躁，面色红赤
- 舌红
- 脉象洪大或 脉虚弱无力

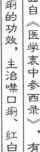

燮理汤

清热止痢的功效，主治噤口痢、红白痢。

出自《医学衷中参西录》，有燮理阴阳、

方药组成

生山药24克

金银花15克

白芍18克

炒牛蒡子6克

甘草6克

黄连45克

肉桂45克

用法用量： 水煎2次混匀，分早、晚2次温服，每日1剂。

方义方解： 方中山药补肾养阴，金银花、牛蒡子清热解毒，白芍缓急和络，并用黄连清火、肉桂温阳，二药等分并用，调理阴阳，甘草能调和诸药、和中缓急。

运用： 1.临床应用以为下痢赤白脓血，不思饮食，或呕吐频繁不能进食，大便次数增多为辨证要点。

2.用于治疗慢性阿米巴痢疾、慢性结肠炎、慢性结肠炎等病症。

辨证加减： 白痢，加生姜；赤痢，加生地榆；下痢纯血水，加鸭胆子；如属热痢下重已久，或迁延失治，造成肠黏膜严重损害，所下之痢色紫腥臭，杂以脂膜，则宜加三七粉9克，温开水分2次吞服，多能止住脓血。

使用注意 燮理汤治热痢，但方中山药用量较重，意在扶正。张锡纯云："遇痢之挟虚与年迈者，山药恒用至一两，或至一两强。"参、芪、术之类温补，不宜于热痢，故本方不用。

休息痢

症状表现

- 长期或反复发作的腹部隐痛，里急后重
- 粪质稀烂或便中带血
- 舌淡，苔腻
- 脉濡软或虚数

连理汤

典方剂。

寒、和胃清湿的功效，是治疗休息痢的经

出自《证治要诀类方》，有理中汤

方药组成

炮姜9克

人参9克

炒白术9克

炙甘草9克

黄连6克

茯苓10克

用法用量： 水煎2次混匀，分早、中、晚均于饭后1小时温服，每日1剂。

方义方解： 方中干姜温脾胃以祛寒，黄连清心胃以泻热，人参补中益气，白术、茯苓健脾燥湿，炙甘草补气益脾，调和药性。

运用： 1.临床应用以长期或反复发作的腹部疼痛，里急后重，粪质稀烂或便中带血为辨证要点。

2.用于治疗急性肠胃炎、胃及十二指肠溃疡、霍乱等属脾胃虚弱，寒热错杂者。

辨证加减： 临床加木香、槟榔、枳实调气行滞；加当归和血；发作期，偏湿热，加白头翁、黄柏清湿热；偏寒湿，加苍术、草果温中化湿。

使用注意 虚寒痢疾慎用。

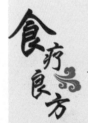
食疗良方

马齿苋粥

鲜马齿苋500克，洗净，捣烂取汁，粳米100克。将马齿苋汁与粳米同煮粥，空腹任意食用。

本品有清热利湿功效，用于下痢赤白、里急后重、心腹胀满等症。

鲫鱼粥

鲫鱼肉300克，切成片，粳米100克，盐、花椒、葱适量。先以米和鱼片煮作粥，煮熟，入盐、椒、葱，随意食之。

本品有温中散寒止痢功效，治脘腹虚冷作痛，下痢赤白。

荠菜花椒大枣汤

荠菜600克，花椒9克，大枣20枚。荠菜焙黄，研末，装瓶备用。每次取荠菜末6克，以大枣、花椒煎汤送服，每日2次，连服7～10日。

本品有温补下元、涩肠固脱的作用，适用于虚寒型细菌性痢疾。

大蒜茯苓粥

蒜泥 30 克，茯苓 20 克，粳米 100 克。茯苓晒干，研细末；粳米依常法煮粥，粥汤烧沸时调入茯苓粉，改小火煨至成粥将稠，调入蒜泥即成。随餐食用，早、晚各服 1 次。

本品有渗湿利水、健脾和胃、杀菌消毒的作用，适用于寒湿型细菌性痢疾。

野苋汤

鲜野苋草 500 克，白糖适量。上味洗净，切碎，水煎取汁，入白糖调味。每副 200 毫升，每日 3 次。清热解毒，凉血止痢。适用于细菌性痢疾。

乌梅粥

乌梅 10～15 克，粳米 10 克，冰糖适量。先将乌梅煎取浓汁去渣，入粳米煮粥。粥熟后加冰糖少许，稍煮即可。每日 2 次温热食。

本品有生津止渴、涩肠止泻功效，适用于久泻、久痢等。

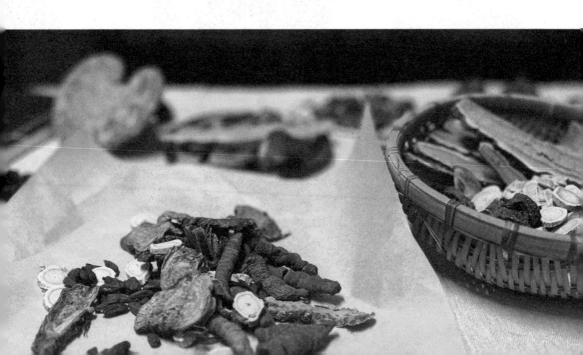

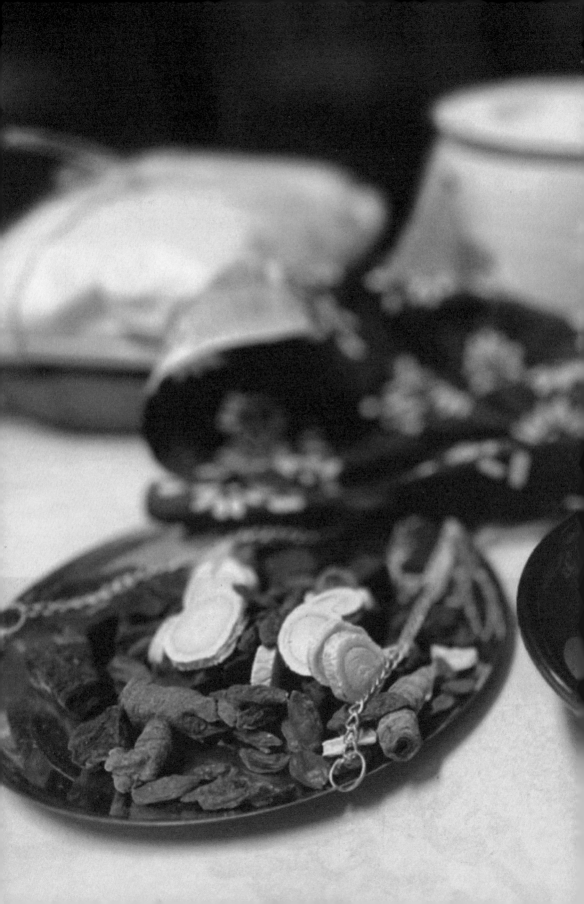

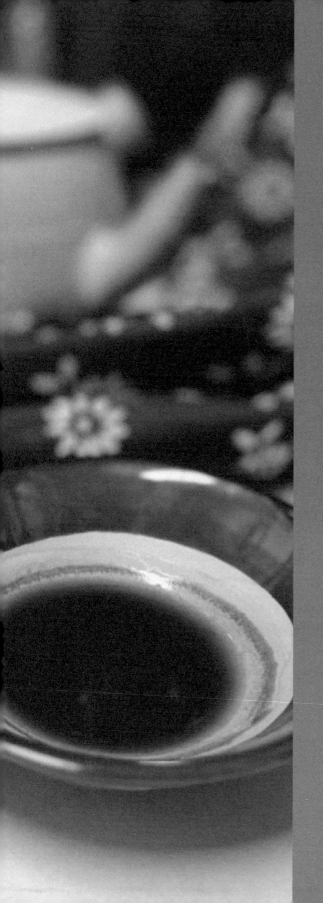

第四章

肝胆系疾病

肝病

肝病可分为两类。一类为传统中医肝病，其辨治范围包括肝气、肝火、肝风、肝热、肝阳、肝郁、肝厥、肝虚、肝实等；一类为现代中医肝病，其对象包括病毒性肝炎、肝硬化、代谢异常性肝病、酒精性及药物性肝损伤等所有肝脏疾病，两类肝病均可运用中医中药进行辨证论治。

肝气郁结

症状表现

- 喜叹气，情绪低落
- 喉中有异物（梅核气）
- 烦躁易怒
- 胁满乳胀
- 焦虑紧张
- 女性月经不调

逍遥散

叶天士称赞其为『女科圣药』。治疗肝气郁结的千古名方，又被清代著名医学家郁、养血健脾之功效，主治肝郁血虚脾弱证，是出自《太平惠民和剂局方》，具有疏肝解

方药组成

柴胡30克

当归30克

茯苓30克

白芍30克

白术30克

炙甘草15克

用法用量： 上述各味为粗末，每副6～9克，加烧生姜1块，薄荷少许，共煎汤温服，每日3次。亦可作汤剂，水煎服，用量按原方比例酌减。亦有丸剂，每次6～9克，分早、晚2次温服。

方义方解： 方中以柴胡疏肝解郁，使肝气得以条达为君药。当归甘辛苦

温，养血和血；白芍酸苦微寒，养血敛阴，柔肝缓急；归、芍与柴胡同用，补肝体而助肝用，使血和则肝和，血充则肝柔，共为臣药。木郁不达致脾虚不运，故以白术、茯苓、甘草健脾益气，既能实土以御木侮，且使营血生化有源，共为佐药。用法中加薄荷少许，疏散郁遏之气，透达肝经郁热；烧生姜温运和中，且能辛散达郁，亦为佐药。甘草尚能调和诸药，兼为使药。诸药合用，使肝郁得疏，血虚得养，脾弱得复，气血兼顾，肝脾同调，立法周全，组方严谨，故为调肝养血之名方。

运用：1.临床应用以两胁作痛，神疲食少，脉弦而虚为辨证要点。

2.用于治疗肝炎、肝硬化、胆石症、阳痿等属肝郁血虚脾弱者。

辨证加减：肝郁气滞较甚，加香附、郁金、陈皮以疏肝解郁；血虚，加熟地黄以养血；肝郁化火，加牡丹皮、栀子以清热凉血。

使用注意 邪在肌表、劳倦内伤、饮食失调、气血两虚而症见寒热者不宜使用。

肝血不足

症状表现

- 头晕目眩
- 两眼干涩
- 失眠多梦
- 月经不调
- 面白无华
- 四肢麻木

四物汤

出自唐代《仙授理伤续断秘方》，是补血调血的主方，也是活血的基础方，具有补血调血、调经化瘀的功效，主要用于治疗营血虚滞之证，被历代医家誉为「调血要方」「调补血分之圣药」。

方药组成

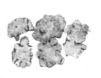

当归9克

川芎9克

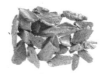

白芍9克

熟地黄9克

用法用量： 每服9克，用水220毫升，煎至150毫升，空腹时热服。

方义方解： 方用当归引血归肝经，川芎引血归肺经，白芍引血归脾经，熟地黄引血归肾经；熟地黄、白芍静养营血，合以当归、川芎活血和营，四药相配，动静结合，补中有通，使营血恢复而周流无阻。

运用： 1.临床应用以面色萎黄，唇爪无华，舌淡，脉细弦或细涩为辨证要点。

2.用于治疗重度贫血、月经不调、功能性子宫出血、痛经、卵巢囊肿，又用于治疗眩晕、银屑病、脂溢性脱发、复发性口腔溃疡、慢性乙型肝炎、肾性贫血、黄褐斑等病症。

辨证加减： 血虚甚者，加制何首乌、枸杞子、鸡血藤增强补血养肝的作用；胁痛，加丝瓜络、郁金、香附理气通络；目失所养，视物模糊，加楮实子、枸杞子、决明子养肝明目。

使用注意 经期不宜服用，否则容易引起月经过多或经期延长。

肝阴不足

症状表现

- 胁肋隐痛，绵绵不已遇劳加重
- 口干咽燥，两目干涩
- 心中烦热
- 头晕目眩
- 舌红，脉弦细数

一贯煎

为『涵养肝阴第一良药』。

功效，主治肝肾阴虚、肝气郁滞证，被誉

出自《柳州医话》，具有滋阴疏肝之

方药组成

北沙参9克

麦冬9克

当归身9克

生地黄18～30克

枸杞子9～18克

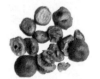

川楝子4.5克

用法用量： 水煎2次混匀，分早、中、晚均于饭后1小时温服，每日1剂。

方义方解： 方中重用生地黄滋阴养血、补益肝肾为君，内寓滋水涵木之意。当归、枸杞子养血滋阴柔肝；北沙参、麦冬滋养肺胃，养阴生津，意在佐金平木，扶土制木，四药共为臣药。佐以少量川楝子，疏肝泄热，理气止痛，复其条达之性。该药性虽苦寒，但与大量甘寒滋阴养血药相配伍，则无苦燥伤阴之弊。

运用： 1.临床应用以脘胁疼痛，吞酸吐苦，舌红少津，脉虚弦为辨证要点。

2.用于治疗慢性肝炎、慢性胃炎、胃及十二指肠溃疡、肋间神经痛、神经官能症等属阴虚肝郁者。

辨证加减： 有虚热或汗多，加地骨皮；痰多，加川贝母。

使用注意 有停痰积饮而舌苔白腻、脉沉弦者，不宜使用。

症状表现	
● 面红	● 耳鸣
● 头晕头痛	● 容易失眠
● 口苦目赤	● 舌苔增厚

肝火旺盛

龙胆泻肝汤

经实火上炎或湿热循经下注病证的代表方剂。

肝胆实火、清利肝经湿热之功效，是治疗肝胆

出自《医方集解》，具有清脏腑热、清泻

方药组成

龙胆草6克

木通6克

车前子6克

生地黄6克

柴胡6克

生甘草6克

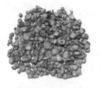 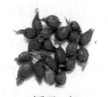

黄芩9克　　　　　栀子9克　　　　　泽泻9克　　　　　当归3克

用法用量： 水煎2次混匀，分早、中、晚均于饭后1小时温服，每日1剂；或制成丸剂，名龙胆泻肝丸，每次6～9克，温开水送下，每日2次。

方义方解： 方方用龙胆草、栀子、黄芩清肝泻火，柴胡、甘草疏肝清热调中，木通、泽泻、车前子清利湿热，生地黄、当归滋阴养血。全方清肝泻火利湿，清中有养，泻中有补。

运用： 1.临床应用以头痛目赤，胁痛，口苦，阴肿，阴痒，小便淋浊，或妇女带下黄臭，舌红，苔黄，脉弦细有力为辨证要点。

2.用于治疗急性肝炎、胆囊炎、结膜炎、中耳炎、乳腺炎，角膜溃疡，原发性高血压病，急性青光眼等属肝胆实火上扰者；急性肾盂肾炎、膀胱炎、尿道炎、盆腔炎、外阴炎、睾丸炎，带下黄臭，腹股沟淋巴腺炎，带状疱疹等属肝胆湿热下注者。

辨证加减： 若肝胆实火较盛，可加黄连、夏枯草、木贼以助泻火之力；湿盛热轻，去黄芩、生地黄，加薏苡仁、赤茯苓以增利湿之功；阴囊红肿热痛者，加川楝子、连翘、大黄以泻火解毒；湿热带下黄臭者，加黄柏、苍术、薏苡仁、牛膝以助清利湿热除带之力。

（使用注意）因本方药多苦寒，易伤脾胃，使用当中病即止，不宜多服久服。

黄　疸

黄疸是以目黄、身黄、小便黄为临床表现的一种肝胆病证。病因有外感和内伤两个方面，外感多属湿热疫毒所致，内伤常与饮食、劳倦、病后有关。患病初起，目黄、身黄不一定出现，而以恶寒发热，食欲不振，恶心呕吐，腹胀肠鸣，肢体困重等类似感冒的症状为主，三五日后，才逐渐出现目黄，随之出现尿黄与身黄。亦有先出现胁肋剧痛，然后发黄者。发黄程度或浅或深，其色或鲜明或晦暗，急黄者，其色甚则如金。常有饮食不节，与肝炎患者接触，或服用损害肝脏的药物等病史。

热重于湿型阳黄

症状表现

- 面目俱黄，黄色鲜明
- 发热，口渴
- 或恶心欲吐，胸腹胀闷，口干而苦
- 小便短少黄赤
- 大便秘结
- 舌苔黄腻
- 脉弦数

茵陈蒿汤

出自《伤寒论》，有清热、利湿、退黄之功，是治疗热重于湿型阳黄的经典方剂。

方药组成

茵陈蒿18克

栀子5克

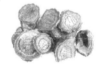

大黄6克

用法用量：水煎2次混匀，分早、晚2次温服，每日1剂。

方义方解：方中重用茵陈为君药，本品苦泄下降，善能清热利湿，为治黄疸要药。臣以栀子清热降火，通利三焦，助茵陈引湿热从小便而去。佐以大黄泻热逐瘀，通利大便，导瘀热从大便而下。三药合用，使湿热瘀滞下泄，小便通利，黄疸自消退。

运用： 1.临床应用以一身俱黄，色黄鲜明，小便不利，苔黄腻，脉滑数为辨证要点。

2.用于治疗急性黄疸型肝炎、胆石症、胆囊炎、钩端螺旋体病，及疟疾、伤寒、败血症等所引起的黄疸，属于湿热内蕴者。

辨证加减： 胁痛、脘腹胀痛，加枳实、郁金以疏肝理气止痛；兼见寒热往来、头痛口苦，加黄芩、柴胡以和解退热；湿邪较重，加泽泻、茯苓以利水渗湿；恶心呕吐、食少纳呆，加神曲、竹茹等消食止呕；热邪较盛，加龙胆草、黄柏以清热祛湿。

使用注意 黄疸有阳黄与阴黄之分，本方所治之证属于阳黄，如属阴黄，则非本方所宜。

胆腑郁热型阳黄

症状表现

- 身目发黄鲜明
- 右胁剧痛且放射至肩背
- 壮热或寒热往来
- 伴有口苦咽干
- 恶心呕吐
- 便秘，尿黄
- 舌红，苔黄而干
- 脉弦滑数

大柴胡汤

方剂。

热结之功效，是治疗胆腑郁热型阳黄的代表

出自《伤寒论》，具有和解少阳、内泻

方药组成

柴胡15克

生姜15克

黄芩9克

白芍9克

半夏9克

枳实9克

大黄6克

大枣4枚

用法用量： 水煎2次混匀，分早、中、晚均于饭后1小时温服，每日1剂。

方义方解： 方中重用柴胡为君药，配臣药黄芩和解清热，以除少阳之邪；轻用大黄配枳实以内泻阳明热结，行气消痞，亦为臣药。白芍柔肝缓急止痛，与大黄相配可治腹中实痛，与枳实相伍可以理气和血，以除心下满痛；半夏和胃降逆，配伍大量生姜，以治呕逆不止，共为佐药。大枣与生姜相配，能和营卫而行津液，并调和脾胃，功兼佐使。

运用： 1.临床应用以往来寒热，心下或胸胁满痛，便秘，苔黄，脉弦有力为辨证要点。

2.用于治疗急性胰腺炎、急性胆囊炎、胆石症、胃及十二指肠溃疡等属少阳阳明合病者。

辨证加减： 如砂石阻滞，可加海金沙、金钱草、鸡内金、郁金。

使用注意 运用本方时，应当观察表证与里证的主次，轻重比例，寒热性质，虚实程度，斟酌恰当剂量，才能达到治疗目的。

寒湿阻遏型阴黄

症状表现

- 身目俱黄
  黄色晦暗不泽或如烟熏
- 右胁疼痛，痞满食少
- 神疲畏寒
- 腹胀便溏
- 口淡不渴
- 舌淡，苔白腻
- 脉濡缓或沉迟

茵陈术附汤

出自《医学心悟》，具有温阳利湿的功效，是治疗寒湿阻遏型阴黄的代表方剂。

方药组成

茵陈3克

炙甘草3克

白术6克

附子1.5克

干姜1.5克

肉桂1克

用法用量： 水煎2次混匀，分早、中、晚均于饭后1小时温服，每日1剂。

方义方解： 方中茵陈、附子并用，以温化寒湿退黄；白术、干姜、炙甘草健脾温中；肉桂以助温中散寒。

运用： 1.临床应用以寒湿之黄，兼见小便利为辨证要点。

2.用于治疗急慢性病毒性肝炎属寒湿阴黄者。

辨证加减： 胁痛或胁下积块，可加柴胡、丹参、泽兰、郁金、赤芍以疏肝利胆，活血化瘀；便溏，加茯苓、泽泻、车前子；黄疸日久、身倦乏力，加党参、黄芪。

使用注意 属阳黄者不宜使用。

瘀血阻滞型阴黄

症状表现

- 黄疸日久，肤色暗黄苍黄，甚则烟熏
- 胁下癥结刺痛，拒按
- 颈部有赤丝红纹
- 舌有紫斑或紫点
- 脉涩

鳖甲煎丸

出自《金匮要略》，有活血化瘀、软坚散结的功效，是治疗瘀血阻滞型阴黄的代表方剂。

方药组成

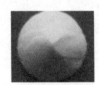

鳖甲90克

硝石90克

柴胡45克

蜣螂45克

芍药37克

牡丹皮37克

蟅虫37克

炙蜂窠30克

射干22.5克

黄芩22.5克

鼠妇22.5克

干姜22.5克

大黄22.5克

桂枝22.5克

石韦22.5克

厚朴22.5克

凌霄花22.5克

阿胶22.5克

桃仁15克

瞿麦15克

人参7.5克

半夏7.5克

葶苈子7.5克

用法用量： 除硝石、鳖甲、阿胶外，20味烘干碎断，加黄酒600毫升拌匀，加盖封闭，隔水炖至酒尽药熟，干燥，与硝石等三味混合粉碎成细粉，炼蜜为丸，每丸重3克。每次1～2丸，每日2～3次，温开水送下。

方义方解： 方中重用鳖甲为君，软坚消癥。用大黄、芍药、蟅虫、桃仁、硝石、牡丹皮、鼠妇、凌霄花、蜂窠、蜣螂攻消血结，逐瘀化癥为臣。用厚朴、石韦、瞿麦、射干等下气利小便；葶苈子、半夏涤痰消痞，六药为佐。调寒热，和阴阳，有黄芩、干姜；通营卫则用桂枝、柴胡；益气血，又有人参、阿胶；煅灶下灰之温，清酒之热，亦助鳖甲消癥散结之功，诸药为使。为丸服者，取其峻药缓攻，逐渐消磨癥瘕，使疟邪尽去而不伤正。

运用： 1.临床应用以身黄，癥瘕结于胁下，推之不移，舌有紫斑或紫点，脉涩为辨证要点。

2.用于治疗肝硬化、肝脾肿大、肝癌、卵巢囊肿、子宫肌瘤等证属正气日衰，气滞血瘀者。

辨证加减： 寒湿甚，去大黄、黄芩，加肉桂、附子；气滞甚，加木香、枳壳；湿热甚，去桂枝、干姜，加栀子、茵陈。

⊛⊛⊛⊛ 体虚忌用，体力较强者亦不宜久用；孕妇禁用。

甲亢

　　甲亢是甲状腺功能亢进症的简称，由多种因素引起的甲状腺激素分泌过多所致的一种常见内分泌病。主要症状为人体代谢率增高和神经兴奋。代谢率增高的具体表现是：食欲亢进，体重减轻，心率加快，疲乏无力，潮湿多汗，有的还伴有胸闷气短、腹泻便溏等现象。神经兴奋的具体表现为：神经过敏，性情紧张，急躁，易激动，失眠多梦。大多数甲亢患者还具有甲状腺肿大、眼球突出等症状。本病属中医"瘿病""瘿瘤"范畴，患者素体阴亏，肾阴不足，水不涵木，肝阴失敛为其病因，治疗时宜从肝经入手，疏肝养阴，清热凉血。

症状表现

气郁痰阻

- 颈前结块肿大，肿块一般光滑柔软，病久者肿块硬而有结节
- 胸部胀闷，胁肋胀痛
- 善叹息
- 情绪易波动
- 舌苔厚腻
- 脉弦滑

四海舒郁丸

出自清代医家顾世澄撰著《疡医大全》，有理气散结、化痰消瘿的功效，是治疗气郁痰阻型甲亢的代表方剂。

方药组成

青木香15克

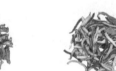
陈皮9克

海蛤粉9克

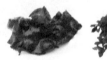
海带60克

海藻60克

昆布60克

海螵蛸60克

用法用量： 上药共研细末，水泛为丸。每次6～9克，每日3次，温开水送服。亦可改用饮片作汤剂水煎服，各药用量按常规剂量酌定。

方义方解： 方中主药青木香行气解郁，散结消肿。陈皮理气化痰，健脾和中。辅以海带、海藻、海蛤粉、昆布清热化痰，软坚散结。海螵蛸能疏营气，破瘀血，敛新血，行中有收。

运用： 1.临床应用以颈前肿大，皮色不变，按之柔软为辨证要点。

2.用于治疗单纯性甲状腺肿大、甲状腺结节、甲状腺肿瘤、乳腺增生、乳房纤维腺瘤等属肝气郁滞，痰气凝结者。

辨证加减： 伴有结节及表浅静脉明显扩张，加当归、赤芍、丹参；兼肝气郁结，合逍遥散同用。

使用注意 可用药渣外敷患处。

痰结血瘀

症状表现

- 颈前肿块，按之较硬或有结节
- 肿块长久不消
- 舌苔薄白或白腻
- 脉弦或涩

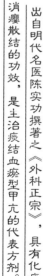

海藻玉壶汤

坚、消瘿散结的功效，是主治痰结血瘀型甲亢的代表方剂。

出自明代名医陈实功撰著之《外科正宗》，具有化痰软

方药组成

海藻3克

贝母3克

陈皮3克

昆布3克

青皮3克

川芎3克

当归3克

半夏3克

连翘3克

甘草节3克

独活3克

海带2克

用法用量： 水煎2次混匀，分早、中、晚均于饭后1小时温服，每日1剂。

方义方解： 方用海藻、海带、昆布、贝母、半夏化痰软坚消瘿；配以青皮、陈皮行气化痰；当归、川芎活血调血；连翘、甘草节、独活清热除湿。综观全方，可使痰消湿除，气血通畅而瘿瘤渐消，尤其方中甘草反海藻，两药同用于一方，取其相反相激，使瘿散瘤消而不伤正。

运用： 1.临床应用以颈前肿块按之较硬或有结节，肿块长久不消，舌苔薄白或白腻，脉弦或涩为辨证要点。

2.用于治疗单纯性甲状腺肿大、甲状腺功能亢进、甲状腺腺瘤、甲状腺炎、甲状腺囊肿、石瘿（甲状腺癌）、乳腺增生病等病症。

辨证加减： 若见胸闷不舒，加香附、郁金；脉数心悸易汗，加茯神、酸枣仁、熟地黄；舌震颤，加钩藤、珍珠母、白芍；能食善饥，加生石膏、知母；消瘦乏力便溏，加白术、山药、白扁豆。

(使)(用)(注)(意) 用药期间，忌食荤腻厚味食物。

症状表现

肝火旺盛

- 颈前喉结两旁轻度或中度肿大
- 眼突怕光，烦躁易怒
- 舌及手指颤动
- 舌红，苔薄黄
- 脉弦数

夏枯草膏

软坚散结的功效，主治肝火旺盛型甲亢。

出自《医宗金鉴》，具有清火化痰、

方药组成

夏枯草700克

当归45克

甘草15克

桔梗15克

白芍30克

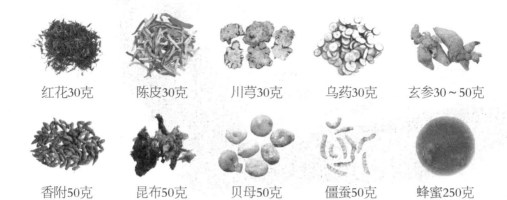

红花30克　　陈皮30克　　川芎30克　　乌药30克　　玄参30～50克

香附50克　　昆布50克　　贝母50克　　僵蚕50克　　蜂蜜250克

用法用量： 上药（蜂蜜除外）加水先浸泡2～3小时，再煎30分钟，水煎浓汁2～3次，将2～3次煎出液混合，用慢火浓缩成稠膏状，再入蜂蜜，收膏。每次9～15克，分早、晚2次温服，用开水化服。

方义方解： 方用夏枯草、昆布、贝母、僵蚕、陈皮清热化痰，软坚散结；配以当归、红花、川芎、白芍活血行瘀；香附、乌药理气解郁；桔梗、甘草消肿利咽；玄参滋阴泻火。诸药合用，共奏化火活血、软坚散结之功。

运用： 1.临床应用以颈前喉结两旁轻度或中度肿大，眼突怕光，烦躁易怒，舌红，苔薄黄，脉弦数为辨证要点。

2.用于治疗结节性甲状腺肿、乳腺增生症、乳腺纤维囊性病等病症。

辨证加减： 胃热内盛、多食易饥，加生石膏、知母清泄胃热。

（使用注意）糖尿病患者慎用。

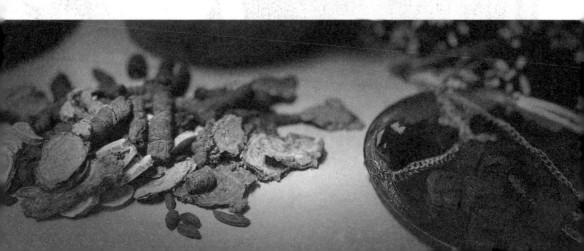

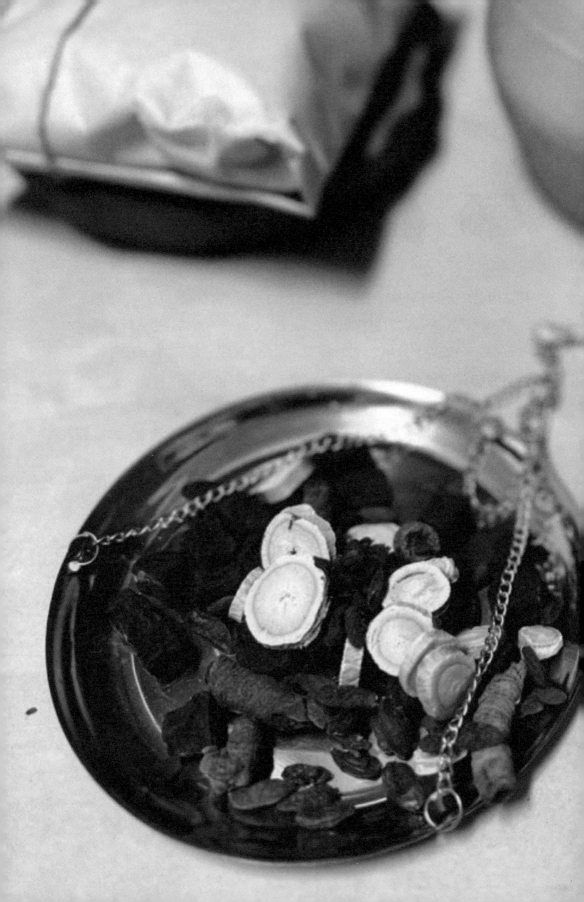

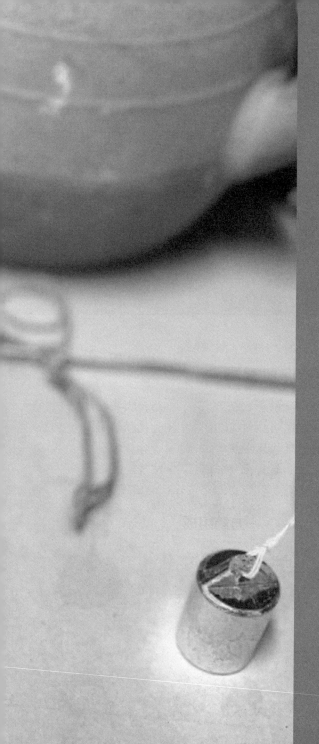

第五章

膀胱肾系疾病

淋　证

　　淋证是以小便频急，滴沥不尽，尿道涩痛，小腹拘急，痛引腰腹为主要临床表现的一类病证。有气淋、石淋、血淋、热淋、膏淋、劳淋之分。病因与外感湿热、饮食不节、情志失调、体虚劳倦等因素有关，病位在肾与膀胱，主要病机是肾虚、膀胱湿热，气化失司。治疗以实则清利、虚则补益为基本治则。一般初病较易治愈，若病久不愈，或反复发作，不仅可转为劳淋，甚则转变成水肿、癃闭、关格等证，预后不良。

热淋

症状表现

- 小便频急短涩
- 尿道灼热刺痛
- 少腹拘急胀痛
- 寒热起伏，口苦呕恶，腰痛拒按
- 大便秘结
- 舌苔黄腻
- 脉滑数

八正散

出自《太平惠民和剂局方》，具有清热泻火、利水通淋之功效，为治疗热淋的代表方剂。

方药组成

瞿麦500克

木通500克

萹蓄500克

车前子500克

滑石500克

大黄500克

炙甘草500克

栀子500克

用法用量： 上药共研粗末为散，每次6克，与灯心草同煎，去渣后，温服。

方义方解： 方中瞿麦利水通淋，清热凉血，木通利水降火为主；辅以萹蓄、车前子、滑石、灯心草清热利湿，利窍通淋，以栀子、大黄清热泻火，引热下行；炙甘草和药缓急，止尿道涩痛。诸药合用，共奏清热泻火、利水通淋之功。

运用： 1.临床应用以尿频尿急，溺时涩痛，舌苔黄腻，脉滑数为辨证要点。

2.用于膀胱炎、尿道炎、急性前列腺炎、泌尿系结石、肾盂肾炎、术后或产后尿潴留等属湿热下注者。

辨证加减： 若大便秘结、腹胀，可重用生大黄、枳实；伴寒热、口苦、呕恶，可合小柴胡汤；若湿热伤阴，去大黄，加生地黄、知母、白茅根。

使用注意 凡气血两虚，虽有尿频涩痛症者，亦当忌用。

石淋

症状表现

- 尿中时夹砂石，小便艰涩，尿道窘迫疼痛
- 少腹拘急，或腰腹绞痛难忍，痛引少腹，连及外阴
- 尿中带血
- 舌红，苔薄黄
- 脉弦或数

石韦散

出自唐代《外台秘要》引《古今录验方》，有清热利水、排石通淋的功效，为治疗石淋、砂淋的代表方剂。

方药组成

石韦60克

冬葵子60克

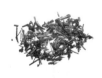
瞿麦30克

滑石150克

车前子90克

用法用量： 上药为散，每次9克，白汤调下，每日3次。亦可用饮片作汤剂，各药用量酌减为常规剂量。

方义方解： 方用石韦通淋、涤小肠之结热；冬葵子滑窍，利膀胱之壅塞；瞿麦清心通淋闭；滑石通窍化沙石；车前子清热利水以利小便；为散，白汤调下，使热结顿化，则沙石自消而小便如其常度。

运用： 1.临床应用以小便淋沥疼痛，苔黄，尿赤，或有发热，或尿中有砂石为辨证要点。

2.用于治疗泌尿系结石、肾结石、急性膀胱炎等病症。

辨证加减： 发热，加黄芩、栀子，或鱼腥草、蒲公英、金银花、连翘；热淋，加萹蓄、生甘草、车前草；石淋，加金钱草、海金沙、生鸡内金。

㊿㊿㊿ 阴虚及无湿热者忌服。

气淋	**症状表现**
	• 郁怒之后，小便涩滞，淋沥不已 • 舌苔薄白
	• 小腹坠胀疼痛 • 脉弦

沉香散

通利小便的功效，是治疗气淋的代表方剂。

出自明代医家李中梓所著之《医宗必读》，有疏利气机、

方药组成

沉香15克

石韦15克

滑石15克

王不留行15克

当归15克

冬葵子22.5克

白芍22.5克

橘皮7.5克

甘草7.5克

用法用量： 上药研为散，每次6克，煎大麦汤下。

方义方解： 方用沉香、橘皮疏达肝气，当归、王不留行行气活血，石韦、冬葵子、滑石通利水道，白芍、甘草柔肝缓急。

运用： 1.临床应用以情志抑郁，小便涩滞，少腹胀满疼痛，舌苔薄白，脉弦为辨证要点。

2.用于治疗泌尿系结石、癃闭、尿道综合征、产后小便淋痛、前列腺肥大、前列腺炎等病症。

辨证加减： 胸闷胁胀者，可加青皮、乌药、小茴香以疏通肝气。

使用注意 若久病少腹坠胀，尿有余沥，面白不华，舌淡，脉虚细无力，为虚证，可用补中益气汤。

症状表现

血淋

- 小便热涩刺痛
- 尿色深红，或夹有血块
- 疼痛满急加剧
- 舌尖红，舌苔黄
- 脉滑数

小蓟饮子

出自《重订严氏济生方》，为理血名剂，具有凉血止血、利水通淋之功效，是治疗热结下焦之血淋、尿血证的代表方。

方药组成

小蓟15克

藕节15克

蒲黄15克

木通15克

滑石15克

当归15克

甘草15克

炒栀子15克

淡竹叶15克

生地黄120克

用法用量： 上药研成粗末，每次服用12克，水煎后，去渣，饭前空腹服。

方义方解： 方中小蓟凉血止血，为主药。蒲黄、藕节助主药凉血止血，并能消瘀，可使血止而不留瘀；滑石清热利水通淋；木通、淡竹叶、栀子清泄心、肺、三焦之火从下而去，共为辅药。因热出血，且多伤阴，故用生地清热养阴，凉血止血；当归养血和血而性温，防方中诸药寒凉太过，为佐药。甘草和中调和诸药，为使药。

运用： 1.临床应用以尿中带血，小便赤涩热痛，舌红，脉数为辨证要点。

2.用于治疗急性泌尿系感染、泌尿系结石等属下焦瘀热，蓄聚膀胱者。

辨证加减： 若热重出血多，可加黄芩、白茅根，重用生地黄；若血多痛甚，可另服参三七、琥珀粉，以化瘀通淋止血。

使用注意 方中药物多属寒凉通利之品，只宜于实热证。

症状表现	
•小便浑浊如米泔水置之沉淀如絮状上有浮油如脂或夹有凝块	•便时淋涩作痛 •口干 •苔白微腻，舌淡 •脉细数

膏淋

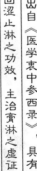

膏淋汤

脾、固涩止淋之功效，主治膏淋之虚证。

出自《医学衷中参西录》，具有益肾健

方药组成

生山药30克　　生芡实18克　　生龙骨18克

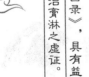

生牡蛎18克　　生地黄18克　　潞党参9克　　生白芍9克

用法用量：水煎2次混匀，分早、晚2次温服，每日1剂。

方义方解：方用山药、生地黄、潞党参、白芍益肾健脾；配以芡实、龙骨、牡蛎缩泉固脱涩精。合而用之，共奏益肾健脾、固涩止淋之功。

运用：1.临床应用以小便不畅，尿如脂膏，舌淡，脉细数无力为其辨证要点。

　　　　2.用于急慢性尿路感染、结石、结核、急慢性前列腺炎以及乳糜尿等病。

辨证加减：若其证混浊而不黏稠者，"是但出之溺道"，宜减龙骨、牡蛎之半；脾气虚，有下坠感，加升麻3克、黄芪30克；茎中痛，加白茅根30克、芦根30克。

使用注意 凡小便灼热疼痛、苔黄腻、舌红之实证膏淋症，不宜应用本方。

劳淋	**症状表现**	
	•小便不甚赤涩，但淋沥不已，时作时止，遇劳即发，腰酸膝软	•神疲乏力 •舌淡 •脉细弱

无比山药丸

出自唐代大医孙思邈所著之《备急千金要方》，原名『无比薯蓣丸』，具有温阳益精、补肾固摄的功效，是治疗劳淋的代表方剂。

方药组成

山药120克

山茱萸120克

杜仲120克

肉苁蓉120克

菟丝子120克

牛膝60克

茯神60克

巴戟天60克

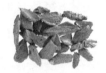 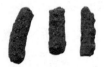 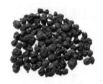

| 泽泻60克 | 熟地黄60克 | 赤石脂60克 | 五味子180克 |

用法用量： 以上诸药共研为细末，炼蜜和丸，每丸9克。每次1丸，每日2次，温开水送服。

方义方解： 方用山药益肾健脾，配以熟地黄、山茱萸、五味子培补真阴，肉苁蓉、菟丝子、杜仲、巴戟天温补肾阳，更以赤石脂涩精止遗，泽泻、茯神泄肾浊，利水湿。

运用： 1.临床应用以头目眩晕，耳鸣腰酸，畏寒肢冷，舌淡，脉细弱为辨证要点。

2.用于治疗尿道综合征、肾病综合征等。

辨证加减： 尿血，加仙鹤草、墨旱莲、三七等。

使用注意 若脾虚气陷，症见小腹坠胀，小便点滴而出者，可用补中益气汤加减，以益气升陷。

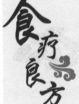
食疗良方

银花蒲公英茶

金银花、蒲公英各10克，泡水代茶饮。
本品有清热解毒的作用，适用于热淋。

阳桃蜜汤

阳桃3～5枚，蜂蜜30克。阳桃水煎取汁，入蜂蜜，温热顿服。
本品有清热、利水、润燥、通淋的作用，适用于石淋。

参枣茶

党参10克，大枣5枚，泡水代茶饮。
本品有补气养血的作用，适用于气淋。

水肿

　　水肿是指体内水液潴留，泛滥肌肤，表现以头面、眼睑、四肢、腹背，甚至全身浮肿为特征的一类病证。多因风邪袭表、疮毒内犯、外感水湿、饮食不节及禀赋不足、久病劳倦所致。其病位在肺、脾、肾，而关键在肾。治疗以发汗、利尿、泻下逐水为基本法则。在调摄上，应特别注意水肿时忌盐，预防外感，避免过劳等。水肿消退后，还要谨守病机以图本，健脾益气补肾以资巩固，杜绝其复发。

风水泛滥

症状表现

- 眼睑浮肿，继则四肢全身皆肿，来势迅速
- 多有恶寒发热，肢节酸痛，小便短少
- 偏于风热者，舌红，脉浮滑数
- 偏于风寒者，苔薄白，脉浮滑

越婢加术汤

水肿。

健脾除湿的功效，用于治疗阳水风水泛滥型

出自《金匮要略》，具有发汗清热、

方药组成

麻黄12克

白术12克

石膏25克

生姜9克

甘草6克

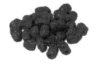
大枣15枚

用法用量： 水煎2次混匀，分早、中、晚均于饭后1小时温服，每日1剂。

方义方解： 方中重用麻黄、石膏发越水气，佐以姜、枣、草调和营卫，白术健脾除湿，与麻黄合用，并能走表里之湿，又防麻黄辛散太过。

运用： 1.临床应用以一身面目水肿，舌红，苔薄黄，脉浮为辨证要点。

2.用于治疗急慢性胃炎、慢性胆囊炎等，也可辅助治疗流行性感冒、支气管炎、支气管肺炎等病症。

辨证加减： 风热偏盛，可加连翘、桔梗、板蓝根、鲜芦根；寒偏盛，去石膏加苏叶、桂枝、防风；若咳喘较甚，可加杏仁、前胡；一身悉肿，小便不利，加茯苓、泽泻。

使 用 注 意 脾胃气虚证慎用。

水湿浸渍

症状表现

- 全身水肿，按之没指
- 小便短少，身体困重
- 胸闷腹胀
- 纳呆泛恶
- 苔白腻
- 脉沉缓

胃苓汤

浸渍型水肿。

出自《丹溪心法》，有祛湿和胃的功效，用于治疗水湿

方药组成

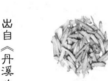
甘草15克

茯苓15克

苍术15克

陈皮15克

白术15克

桂枝15克

泽泻15克

猪苓15克

厚朴15克

用法用量： 上药共研粗末。每服15克，加生姜5片，大枣2枚，水煎服。也可改用饮片水煎服，各药用量按常规剂量酌定。

方义方解： 方用平胃散（苍术、厚朴、陈皮、甘草）运脾燥湿；五苓散

（茯苓、猪苓、泽泻、白术、桂枝）利水渗湿，标本兼顾。诸药合用，共奏健脾和中、利水化湿之功效。

运用： 1.临床应用以全身水肿，脘腹胀痛，小便短少，舌苔白腻为其辨证要点。

2.用于治疗急、慢性肾炎，急、慢性肠炎等病症。

辨证加减： 脘腹胀满较甚，加枳壳、砂仁；不思饮食，加山楂、神曲；恶心呕吐，加半夏、生姜；神疲乏力，加党参、薏苡仁。

使用注意 方中药物性偏温燥，且利水力强，易耗伤阴血，血虚阴亏者慎用。

湿热壅盛

症状表现

- 遍体浮肿
- 皮肤绷紧光亮
- 胸脘痞闷，烦热口渴
- 小便短赤，大便干结
- 舌红，苔黄腻
- 脉滑数或濡数

疏凿饮子

出自《重订严氏济生方》，为表里双解剂，具有解表攻里、泻下逐水、疏风发表之功效，主治水湿壅盛、泛溢表里所致之水肿。

方药组成

赤小豆12克

泽泻12克

大腹皮12克

茯苓皮15克

羌活9克

秦艽9克

槟榔9克

商陆6克

椒目6克

木通6克

生姜皮6克

用法用量： 水煎2次混匀，分早、中、晚均于饭后1小时温服，每日1剂。

方义方解： 方中商陆泻下逐水，通利二便；泽泻、赤小豆、椒目、木通、茯苓皮利水祛湿，消退水肿；槟榔、大腹皮行气导滞，使气畅水行；羌活、秦艽、生姜皮疏风发表，开泄腠理，使表之水湿从肌肤而泄。

运用： 1.临床应用以遍身浮肿，喘息，口渴，小便不利，大便秘结，脉滑为辨证要点。

2.用于急慢性肾炎水肿，血管神经性水肿，肝硬化水肿属水湿泛溢表里者。

辨证加减： 小便不利，水肿胀满，加茯苓、猪苓；热淋涩痛，加木通、赤芍、牡丹皮；痰饮眩晕，加白术；高脂血症，加何首乌、黄精、山楂、金樱子、决明子。

使用注意 阴水或体虚之人不宜用。

脾阳虚衰

症状表现

- 身肿日久，腰以下为甚 按之凹陷不易恢复
- 脘腹胀闷，纳减便溏
- 面色不华，神倦肢冷
- 小便短少
- 舌淡，苔白腻
- 脉沉缓或沉弱

实脾饮

疗脾肾阳虚水肿之常用方。

剂，具有温阳健脾、行气利水之功效，为治

出自《重订严氏济生方》，为祛湿名

方药组成

干姜30克

炮附子30克

白术30克

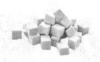

茯苓30克

木瓜30克

大腹皮30克

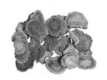
木香30克

厚朴30克

草豆蔻30克

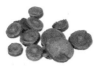
炙甘草15克

用法用量： 上药共研粗末，每次12克，加生姜5片，大枣1枚水煎服。

方义方解： 方中以干姜温补脾阳，助脾运化水湿；附子温肾暖脾、助气化以行水，共为君药。白术健脾燥湿；茯苓健脾渗湿，使水湿从小便而去；木瓜芳香醒脾化湿，共为臣药。大腹皮下气宽中，行水消肿；木香、厚朴行气散满，使气行则水行；草豆蔻燥湿健脾，温中散寒；加生姜、大枣意在调补脾胃，助脾运化，俱为佐药。甘草调和诸药，且又补脾气，为使药。诸药相合，共奏温阳健脾、行气利水之效。

运用： 1.临床应用以身半以下肿甚，胸腹胀满，舌淡，苔腻，脉沉迟为辨证要点。

2.用于治疗肾源性水肿、心源性水肿、肝硬化腹水、肾病综合征、阴黄、系统性红斑狼疮等病症。

辨证加减： 若气短乏力，倦惰懒言，可加黄芪补气以助行水；小便不利，水肿甚，可加猪苓、泽泻以增利水消肿之功；大便秘结，加牵牛子以通利二便。

使用注意 若属阳水者，非本方所宜。

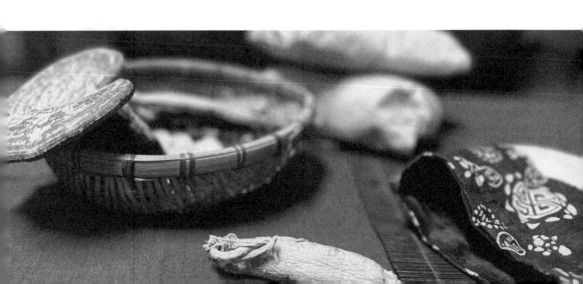

阳痿

阳痿是指青壮年男子阴茎痿弱不起，临房举而不坚，或坚而不能持久的病证。多因劳伤久病、饮食不节、七情所伤、外邪侵袭所致。基本病机为肝、肾、心、脾受损，经脉空虚，或经络阻滞，导致宗筋失养而发为阳痿。临床应辨病情之虚实，实证当疏利，虚证当补益。节制房事，戒除手淫，调节好情志，都是重要的辅助治疗措施。

命门火衰

症状表现

- 阳事不举，或举而不坚，精薄清冷
- 神疲倦怠，畏寒肢冷
- 面色㿠白，头晕耳鸣
- 腰膝酸软
- 夜尿清长
- 舌淡胖，苔薄白
- 脉沉细

赞育丹

出自《景岳全书》，为著名的补肾方剂，具有补肾壮阳的功效，主要用于男子命门火衰、精气虚冷之阳痿精衰及男性不育症的治疗。

方药组成

熟地黄240克

白术240克

当归180克

枸杞子180克

杜仲120克

仙茅120克

巴戟天120克

山茱萸120克

淫羊藿120克

肉苁蓉120克

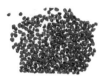

| 韭子120克 | 蛇床子60克 | 附子60克 | 肉桂60克 |

用法用量： 上药研末，蜜泛为丸。每次6~9克，每日1~2次。

方义方解： 方用附子、肉桂、仙茅、巴戟天、肉苁蓉、淫羊藿、韭子、蛇床子温肾助阳；配以熟地黄、枸杞子、山茱萸益肾填精；杜仲补肾壮腰；白术健脾；当归活血。诸药合用，共奏补肾壮阳之功。

运用： 1.临床应用以肢冷畏寒，腰膝酸软，性欲减退，神疲倦怠，舌淡嫩苔薄，脉沉细无力为其辨证要点。

2.用于治疗性功能障碍（阳痿）、不育症、不孕症等病症。

辨证加减： 伴阴茎不易举者，加露蜂房、阳起石。

使用注意 阴虚火旺者慎用。

惊恐伤肾

症状表现

- 临房不举，或举而不坚 · 舌淡
- 胆怯多疑，言迟声低 · 苔白
- 心悸易惊，夜寐多梦 · 脉弦细

启阳娱心丹

出自《辨证录》，具有调养心神、兴阳起痿的功效，主治阳痿不振，举而不刚。

方药组成

| 人参30克 | 远志60克 | 酸枣仁60克 |

| 当归60克 | 白芍60克 | 茯神100克 | 石菖蒲50克 |

菟丝子120克

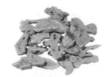
白术90克

山药90克

神曲90克

橘红40克

砂仁75克

柴胡15克

甘草10克

用法用量：上药共为细末，炼蜜为丸，每丸重9克，早、晚各服1丸。

方义方解：方中以人参、白术、山药、甘草益气健脾；当归、白芍养血和血；酸枣仁、茯神、石菖蒲、远志养心安神；橘红、砂仁、神曲、柴胡调理气机，以助脾运，脾气健运，则生化有源，气血充足；菟丝子补益肾气以助阳。

运用：1.临床应用以阳痿不振，心悸易惊，胆怯多疑，夜多恶梦，苔薄白，脉弦细为辨证要点。

2.用于治疗阳痿、遗精、女性抑郁伴性功能障碍等病症。

辨证加减：如惊惕不安甚，加龙齿、磁石；失眠多梦，加五味子、琥珀、合欢皮；心肾不交，加黄连、肉桂；腰膝酸软，加杜仲、肉苁蓉、海马、锁阳；脉络瘀阻，加蜈蚣、露蜂房、丹参、川芎。

使用注意 对于本证患者，加强心理辅导，消除疑虑，增强信心尤其重要。

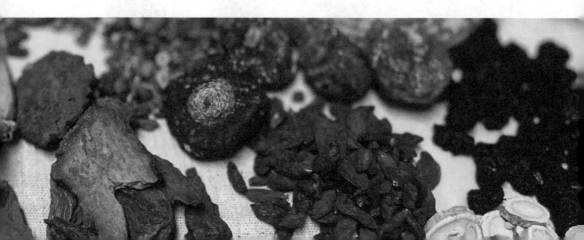

阴虚火旺

- 阳痿不举，梦中遗泄或射精过快
- 足跟疼痛
- 溲黄便干
- 舌红少苔或剥苔
- 脉细数

大补阴丸

出自《丹溪心法》，具有滋阴降火的功效，用以治疗阴虚火旺型阳痿。

方药组成

熟地黄18克

龟甲18克

黄柏12克

知母12克

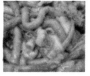

猪脊髓适量

用法用量： 上药4味，碾为细末，猪脊髓蒸熟，捣如泥状，炼蜜，混合拌匀和药粉为丸，每丸约重15克，每日早、晚各1丸，淡盐水送服。

方义方解： 方中重用熟地黄、龟甲滋阴潜阳，壮水制火，共为君药。黄柏、知母相须为用，苦寒降火，保存阴液，平其阳亢，均为臣药。应用猪脊髓、蜂蜜为丸，此乃血肉甘润之品，既能滋补精髓，又能制约黄柏的苦燥，具为佐使。诸药合用，滋阴精而降相火，以达培本清源之效。

运用： 1.临床应用以骨蒸潮热，舌红少苔，尺脉数而有力为辨证要点。

2.用于甲状腺功能亢进、骨结核、肾结核、糖尿病等属阴虚火旺者。

辨证加减： 阴虚较重，加麦冬、天冬以养阴润燥；若血虚，加大熟地黄用量，再加当归，以补血养血；若热甚，加大黄柏、知母用量，以清泻郁热；盗汗甚，可加牡蛎、浮小麦以敛津止汗。

使用注意 脾胃虚弱，食少便溏，及火热属于实证者不宜使用。

127

心脾受损

症状表现

- 阳事不举，精神不振
- 夜寐不安，健忘
- 胃纳不佳
- 面色少华
- 舌淡，苔薄白
- 脉细

七福饮

用于治疗心脾受损型阳痿。养神之功效，能补益心脾之气、荣养心肾精血，出自《景岳全书》，具有补肾益髓、填精

方药组成

人参6克

酸枣仁6克

熟地黄9克

当归9克

炒白术5克

制远志5克

炙甘草3克

用法用量： 水煎2次混匀，分早、中、晚均于饭后1小时温服，每日1剂。

方义方解： 方中人参、白术补气益心脾、安神益智，熟地黄、当归养血和血以养心脾，酸枣仁、远志养心安神，甘草和中。诸药合用，共奏补气养血、宁心健脾、益智安神之效。

运用： 1.临床应用以心悸气短，失眠健忘，面色苍白或萎黄，舌淡，脉弱为辨证要点。

2.用于治疗神经衰弱、老年性痴呆、脑萎缩属气血不足者。

辨证加减： 自汗多，加黄芪、五味子益气固表敛汗；食少，加砂仁、陈皮开胃健脾。

使用注意 实证勿用。

遗精

　　遗精是指以不因性生活而精液频繁遗泄为临床特征的病症，常伴有头昏、精神萎靡、腰腿酸软、失眠等。有梦而遗精者，称为梦遗；无梦而遗精，甚至清醒时精液自出者，称为滑精。多因房事不节，先天不足，用心过度，思欲不遂，饮食不节，湿热侵袭所致。遗精的病位主要在肾和心，并与肝、脾密切相关。临床辨证应分清虚实、或虚实夹杂。实证以清泄为主，虚证用补涩为要，虚实夹杂者，应虚实兼顾。平时应注意调摄心神，排除杂念，以持心为先，同时应节制房事，戒除手淫。

劳伤心脾

症状表现

- 劳累则遗精
- 心悸不宁，失眠健忘
- 面色萎黄，四肢困倦
- 食少便溏
- 舌淡胖边有齿印
- 苔薄白，脉细弱

妙香散

出自《太平惠民和剂局方》，具有补益气血、安神镇心的功效，用于治疗劳伤心脾型遗精。

方药组成

山药60克

人参30克

黄芪30克

茯苓30克

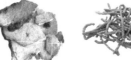
茯神30克

远志30克

甘草6克

辰砂6克

桔梗9克

木香7.5克

麝香3克

用法用量： 上药为细末。每服6克，温酒调下，不拘时候。

方义方解： 山药益阴清热，兼能涩精；人参、黄芪所以固其气，远志、二茯所以宁其神，神宁气固，则精自守其位，且二茯下行利水，又以泄肾中之邪火；桔梗清肺散滞；木香疏肝和脾；辰砂镇心安神，麝香通窍解郁，二药又能辟邪，亦所以治其邪感；加甘草，用于交和于中。

运用： 1.临床应用以惊悸不安，梦遗失精为辨证要点。

2.用于治疗神经衰弱、小儿遗尿、糖尿病、慢性前列腺炎等属于热扰心神，气血不足证者。

辨证加减： 若失眠不寐，可加酸枣仁养血安神；若心阴不足，胸闷隐痛，合生脉散或炙甘草汤；若气虚乏力，加黄芪、白术以益气健脾。

使用注意 若为相火盛所致梦遗心悸者，则非本方所宜。

湿热下注	症状表现
	● 遗精频作　　　　　● 舌红
	● 小便黄赤，热涩不畅　● 苔黄腻
	● 口苦而黏　　　　　● 脉濡数或滑数

程氏萆薢分清饮

用以治疗湿热下注型遗精。

的方剂，具有导湿理脾、清热利湿、分清别浊的功效，

出自《医学心悟》，是清热利湿为主，兼治心脾

方药组成

川萆薢6克

黄柏15克

石菖蒲15克

茯苓3克

白术3克

莲子心2.1克

丹参4.5克

车前子4.5克

用法用量： 水煎2次混匀，分早、中、晚均于饭后1小时温服，每日1剂。

方义方解： 方中萆薢利湿化浊，为治膏淋之主药。石菖蒲化浊除湿，萆薢得菖蒲之助，庶可除湿而分清化浊；黄柏、车前子清热利湿，以除肾与膀胱湿热之邪；茯苓、白术渗湿化浊，且有健脾之功，莲子心清心泻火，丹参凉血活血。诸药合用，清湿热化湿浊，以助肾之气化，膀胱之开合，可达邪去正安。

运用： 1.临床应用以小便浑浊频数，舌淡苔白，脉沉为辨证要点。

2.用于乳糜尿、慢性前列腺炎、慢性肾盂肾炎、慢性肾炎、慢性盆腔炎等下焦虚寒，湿浊不化者。

辨证加减： 若口苦口黏，加茵陈、佩兰、草果；小便短赤灼热，加淡竹叶、灯心草。

🉂🉂🉂🉂 湿热白浊则非本方所宜。

肾气不固

症状表现

- 梦遗频作
- 多为无梦而遗
- 阳痿早泄，精液清冷
- 舌胖而嫩
- 苔白滑
- 脉沉细

金锁固精丸

涩止遗的功效，用于治疗肾气不固型遗精。

出自《医方集解》，具有补肾养精、固

方药组成

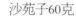

沙苑子60克

芡实60克

莲须60克

龙骨30克

牡蛎30克

用法用量： 莲子粉糊丸，每次9克，空腹淡盐汤下；亦可加入莲子肉，水煎分服，剂量按原剂量比例酌减。

方义方解： 方中沙苑子甘温入肾，可补肾涩精为治腰痛泄精，虚损劳气之要药；莲子、芡实补肾涩精，益脾养心；莲须功专固肾涩精；龙骨、牡蛎煅炙而用，以增强涩精止遗之力，兼可以潜心阳而敛心神。诸药合用，共奏补肾益精、固精止遗之功。

运用： 1.临床应用以遗精滑泄，腰痛耳鸣，舌淡苔白，脉细弱为辨证要点。

2.用于治疗早泄、不育症、滑精、带下、糖尿病肾病产后尿失禁、慢性肾炎蛋白尿等病症。

辨证加减： 如滑泄久遗，阳痿早泄，阴部有冷感，以肾阳虚为主者，可加枸杞子、菟丝子、杜仲、鹿角胶、肉桂、锁阳、附子，或合右归丸；若头晕耳鸣，五心烦热，形瘦盗汗，以肾阴虚为主者，加熟地黄、黄柏、金樱子、龟甲、阿胶，或合左归丸。

使用注意 感冒发热勿服，肝经湿热下注或阴虚火旺而致的遗精不宜使用。

食疗良方

怀山莲子蛋

鸡蛋1个，去心莲子、芡实、怀山药各9克。将莲子、芡实、怀山药一同煎熬，再用其汤煮鸡蛋，蛋熟后在汤内加入适量蔗糖即可。吃蛋喝汤，每日1次。

本品有补脾、益肾、固精安神的作用，适用于肾虚遗精。

韭菜子粳米粥

韭菜子10克，粳米50克。将韭菜子用文火炒熟，与粳米、细盐少许，同入砂锅内，加水500毫升，以慢火煮至米开粥稠即可。每日温热服2次。

本品有温肾助阳、止遗泄的作用，适用于遗精、早泄者。

早泄

　　早泄是指阴茎在插入阴道之前，或在插入后很短时间内出现不受控制的射精。是最常见的男性性功能障碍类型之一。多因情志内伤、湿热侵袭、纵欲过度、久病体虚所致。治疗以调理精关为原则。患者除了在医生指导下进行相应的药物治疗、行为锻炼等，日常生活中也应该注意自我进行科学的心理护理、生活管理。

症状表现

阴虚火旺

- 早泄，阳事易举
- 腰膝酸软
- 五心烦热
- 潮热盗汗
- 舌红少苔
- 脉细数

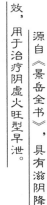

知柏地黄丸

源自《景岳全书》，具有滋阴降火的功效，用于治疗阴虚火旺型早泄。

方药组成

熟地黄24克

山茱萸12克

山药12克

泽泻9克

牡丹皮9克

茯苓9克

知母6克

黄柏6克

用法用量： 上药为细末，炼蜜为丸，每次6克，每日2次，温开水送下。

方义方解： 方中以地黄丸（熟地黄、山茱萸、山药、泽泻、牡丹皮、茯苓）滋补肾阴，"壮水之主，以制阳光"；知母、黄柏滋阴降火。

运用： 1.临床应用以潮热盗汗，耳鸣遗精，小便短赤，舌红少苔，脉细数为辨证要点。

2.用于治疗2型糖尿病、性早熟、牙周炎、紫癜性肾炎、阴道炎、卵巢储备功能低下等妇科疾病以及男性不育。

辨证加减： 如遗精明显，加金樱子、沙苑子、女贞子、旱莲草、龟甲；五心烦热，加鳖甲、地骨皮；肾虚腰酸，加续断、狗脊、杜仲。

使用注意 脾虚便溏者不宜使用。

肝郁化火	**症状表现**
	• 早泄，阴茎易举　• 舌红，苔薄黄
	• 胸胁疼痛　• 脉弦数
	• 目赤口干

丹栀逍遥散

早泄。

健脾和营、兼清郁热之功效，主治肝郁化火型

出自《校注妇人良方》，具有疏肝解郁、

方药组成

白芍12克

茯苓10克

当归9克

柴胡9克

白术9克

牡丹皮9克

栀子9克

甘草6克

用法用量： 汤剂，水煎2次混匀，分早、中、晚均于饭后1小时温服，每日1剂；散剂，每次6～9克，每日2～3次。

方义方解： 方用逍遥散之疏肝解郁，健脾和营，再合以牡丹皮，栀子之

清泄肝火，全方共奏疏肝健脾、养血清热之功效。

运用： 1.临床应用以胸胁胀闷或盗汗，头痛目涩，或月经不调而肚腹作痛，或小便涩痛，脉弦数者为辨证要点。

2.用于治疗功能性低热、慢性肝炎、胃炎、胃及十二指肠溃疡、慢性盆腔炎、月经不调、中心性视网膜炎等病证。

辨证加减： 胃脘疼痛、呕吐泛酸，加左金丸、瓦楞子；小便涩痛，加车前子。

使用注意 脾虚大便溏者慎用。

食疗良方

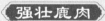

狗肉黑豆汤

狗肉250克，黑豆50克，调以盐、姜、桂皮、陈皮、草果同煮熟食用。每日2次。

羊肾枸杞粥

羊肾1对，羊肉100克，枸杞10克，大米100克。将羊肾剖开去臊腺，切小块；将羊肉切片，同大米一齐煮粥食用。每日分2次服。

强壮鹿肉

鹿肉50克，洗净切块，用油炸成红色捞出；将葱、姜炸出香味，再加酱油、花椒、精盐、料酒、白糖、味精适量，倒入鸡汤；再将鹿肉放入汤内，烧开后用小火煨烂，勾芡装盘即可。每日1次佐餐食。

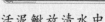

泥鳅虾肉汤

活泥鳅放清水中，待排尽肠内污物后洗净，将油烧热，放入几片生姜，将泥鳅煎至金黄，加水约3碗，放虾肉50克，共煮汤食。每日服1次。

慢性肾炎

慢性肾炎为慢性肾小球肾炎的简称，临床表现为蛋白尿、血尿、水肿、高血压等，病程漫长。本病属于中医"慢肾风""水肿""尿浊""尿血""风水""腰痛""虚劳"等范畴，基本病机为脾肾亏虚，治疗以健脾益气、补气行水、宣肺利水、活血化瘀、滋养肝肾等为原则，可改善患者的临床症状，提高其生活质量。

脾虚气弱

症状表现

- 气短纳少，倦怠无力
- 浮肿轻微
- 有时腹部微胀
- 大便不实
- 苔薄白
- 脉细

补中益气汤

出自《内外伤辨惑论》，具有补中益气、升阳举陷的功效，用治脾虚气弱型慢性肾炎。

方药组成

黄芪15克

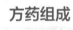

人参15克

炙甘草15克

白术10克

当归10克

陈皮6克

升麻6克

柴胡12克

生姜9片

大枣6枚

用法用量： 水煎服；或制成丸剂，每次服9～15克，每日2～3次，温开水或姜汤送下。

方义方解： 方中重用黄芪，补中益气，升阳固表，为君药。人参、炙甘草、白术补气健脾为臣，与黄芪合用，以增强其补益中气之功。当归养血和营，协人参、黄芪以补气养血；陈皮理气和胃，使诸药补而不滞，共为佐药。并以少量升麻、柴胡升阳举陷，协助君药以升提下陷之中气，共为佐使。炙甘草调和诸药，亦为使药。诸药合用，使气虚得补，气陷得升则诸症自愈。气虚发热者，亦借甘温益气而除之。

运用： 1.临床应用以面色苍白，少气懒言，发热，自汗，舌淡苔白，脉细为辨证要点。

2.用于治疗慢性胃炎、胃下垂气虚发热、重症肌无力子宫脱垂、口腔溃疡、崩漏、骨质疏松等病症。

辨证加减： 咳嗽，加麦冬、五味子以敛肺止咳；气滞，加枳壳、木香以理气解郁。

使用注意 阴虚发热，内热炽盛者忌用。

症状表现

肺脾气虚

- 气短纳少
- 面肢浮肿不易消退
- 大便溏薄
- 苔薄白
- 易感冒而导致水肿
- 反复消长

防己黄芪汤

出自《金匮要略》，具有益气祛风、健脾利水之功效，主治表虚不固之风水或风湿证，临床常用于治疗慢性肾炎水肿明显，属于肺脾气虚者。

方药组成

防己12克

黄芪15克

白术9克

生姜9克

甘草6克

大枣6克

用法用量： 水煎2次混匀，分早、中、晚均于饭后1小时温服，每日1剂。

方义方解： 方中重用黄芪补气固表；配以防己祛风行水，与黄芪相配，补气利水之力增强，且利水而不伤正；佐以白术健脾胜湿，与黄芪相配，益气固表之力更大；甘草焙土和中；生姜、大枣调和营卫。药共六味，扶正祛邪，标本兼顾，使表虚得固，风邪得除，脾气健运，水道通利，则表虚水肿、风湿之证自愈。

运用： 1.临床应用以汗出恶风，小便不利，苔白，脉浮为辨证要点。

2.用于治疗肾源性及营养不良性水肿、风湿性关节炎、肝硬化腹水、妊娠水肿、更年期综合征水肿、血吸虫病等病症。

辨证加减： 若见喘，加麻黄；胃中不和，加芍药；气上冲，加桂枝；下肢沉寒，加细辛；湿盛腰腿重着，加茯苓、苍术。

⊕使⊕用⊕注⊕意 若是水肿实证，兼有恶心、腹胀、便溏者，忌用。

瘀血阻滞	症状表现	
	• 水肿重症，尤以腰以下肿甚	• 各法治疗不效者
		• 或血尿经久不清者
	• 腹水明显而采用其他	

桃红四物汤

出自《医宗金鉴》，具有活血化瘀、消肿止痛的功效，用于治疗慢性肾炎浮肿而夹有瘀血者。

方药组成

当归15克

熟地黄15克

川芎15克

白芍15克

桃仁15克

红花15克

用法用量： 水煎2次混匀，分早、中、晚均于饭后1小时温服，每日1剂。

方义方解： 方中桃仁、红花、川芎活血化瘀，熟地黄补血养阴，当归补血养肝、活血止痛，白芍敛阴养肝，缓急止痛。方中活血养血，以活血为主，行中有补，则行而不泄；补中有行，则补而不滞。诸药共凑活血化瘀、消肿止痛之功。

运用： 1.临床应用以面色无华，唇甲色淡，舌淡，脉细为辨证要点。

2.用于子宫内膜异位症、月经不调、痛经、闭经、不孕症，神经血管性头痛、偏头痛、三叉神经痛、坐骨神经痛、脑内血肿、萎缩性胃炎、肝硬化腹水、跌打外伤、骨折等属瘀血阻滞者。

辨证加减： 若气虚，加黄芪、党参；热盛，加金银花、蒲公英；血热，加牡丹皮、紫草、水牛角；气滞，加香附、青皮；血虚，加阿胶、制何首乌、鸡血藤；肝风内动，加天麻、全蝎、蜈蚣。

⦿使⦿用⦿注⦿意 孕妇及无瘀血证者忌用。

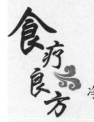

干山药片粥

干山药片60克，吴茱萸3克，补骨脂9克，粳米60克。上味依常法煮粥。作早、晚餐服食，宜常服。

本品有温补脾肾的作用，适用于脾肾阳虚引起的慢性肾炎。

山药炒紫河车

鲜山药、紫河车各50克，米醋、酱油各适量。前二味洗净，切片同炒，以米醋、酱油调味。佐餐食用，每日3次。

本品有补肾填精、益气消肿的作用，适用于慢性肾炎。

黄芪鲤鱼汤

黄芪50克，鲤鱼500克（去鳞、剖开去内脏），生姜9克。共炖煮熟，去药，喝汤食肉。

适用于脾肾气虚患者。

前列腺炎

前列腺炎是由细菌、病毒或其毒素所导致的前列腺体和腺管的炎症。分为急、慢性两大类。急性前列腺炎多表现为发热、寒战、会阴部胀痛、小腹隐痛、小便涩痛等症状；慢性前列腺炎除疼痛、尿液异常等不适外，可伴有不同程度的性功能障碍、精神、心理症状。本病属于中医"精浊""淋证""白浊"等范畴，主要病机为湿热壅滞、气血瘀滞、阴虚火旺或肾阳虚损，本虚标实。本病初起治疗以清热利湿为主，后期则以滋补肾阴或温补肾阳为主，亦须兼顾肝脾。

湿热蕴结

症状表现

- 小便频急
- 茎中热痛
- 小便混浊或如米泔
- 会阴部坠胀疼痛
- 苔黄腻
- 脉滑数

三妙丸

原载于明代医家虞抟编著的《医学正传》，具有燥湿清热的功效，用于治疗湿热蕴结型慢性前列腺炎。

方药组成

炒苍术180克

炒黄柏120克

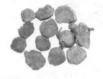
牛膝60克

用法用量： 水泛丸，每50粒约3克，每次9克，早、中、晚各服1次，温开水送服。

方义方解： 方中黄柏之苦寒，清下焦湿热，配苍术之苦温，协同燥湿，二药合用，有一"清"一"燥"之妙，故名二妙，用牛膝既能逐瘀通经，通利关节，消肿止痛，又能引药下行，合称三妙丸。

运用： 1.临床应用以小便频急，茎中热痛，苔黄腻，脉滑数为辨证要点。

2.用于治疗风湿性关节炎、重症肌无力、下肢进行性肌萎缩、阴囊湿疹、盆腔炎、宫颈炎等。

辨证加减： 若热重于湿，加重黄柏量，并加木通、蒲公英、萆薢；湿重于热，加薏苡仁、车前子，苍术加大量；瘀血加刘寄奴、赤芍；疼痛加橘核、琥珀。

（使）（用）（注）（意）妇女月经过多者及孕妇忌用。

肾阳虚损

症状表现

- 排尿淋沥
- 稍劳后尿道即有白色分泌物溢出
- 腰膝酸冷，阳痿
- 早泄，形寒肢冷
- 舌淡胖，苔白
- 脉沉细

右归丸

出自《景岳全书》，具有温补肾阳、填精止遗的功效，用于肾阳不足、命门火衰引起的前列腺炎。

方药组成

熟地黄250克

炒山药120克

枸杞子120克

鹿角胶120克

菟丝子120克

杜仲120克

山茱萸90克

当归90克

肉桂60克

制附子60克

用法用量：炼蜜为丸，小蜜丸1次9克，大蜜丸（9克）1次1丸，每日3次。亦可水煎服，用量按原方比例酌减。

方义方解：方中附子、肉桂、鹿角胶培补肾中元阳，温里祛寒，为君药。熟地黄、山茱萸、枸杞子、山药滋阴益肾，养肝补脾，填精补髓，取"阴中求阳"之义，为臣药。再用菟丝子、杜仲补肝肾，强腰膝，配以当归养血和血，共补肝肾精血，为佐药。诸药合用，以温肾阳为主而阴阳兼顾，肝脾肾并补，妙在阴中求阳，使元阳得以归原，故名"右归丸"。

运用： 1.临床应用以排尿淋沥，神疲乏力，畏寒肢冷，腰膝酸软，脉沉为辨证要点。

2.用于治疗肾病综合征、老年骨质疏松症、精少不育症，及贫血、白细胞减少症等属肾阳不足者。

辨证加减：如伴有脾虚症状，可酌加黄芪、炒白术等。

使用注意 阴虚火旺者，禁服本方。

食疗良方

〔葵菜羹〕

葵菜叶适量，洗净，煮沸后加入淀粉少量做羹，另以食盐、味精调味即成。每日2次，空腹食。

本品有消炎解毒、清热利湿的作用，适用于慢性前列腺炎。

〔荸荠饮〕

荸荠150克（带皮），切碎后捣烂，加温水250毫升，充分拌匀后滤去渣皮，饮汁，每日2次，连服2周。

适用于前列腺炎和小便涩痛。

前列腺增生

前列腺增生也叫前列腺肥大，以前列腺上皮和间质增生为特征，增生的前列腺可压迫前列腺部尿道或膀胱尿道口而致梗阻，从而引起尿频、夜尿多、排尿困难等一系列症状，是临床上常见的男科疾病。本病属中医"癃闭""精癃"的范畴，其病位在肾和膀胱，与肺、肾功能失调有关，基本病机是本虚标实，治疗以通利为法。

膀胱瘀湿

症状表现

- 小便不利，尿道疼痛
- 尿中带血，尿道重坠
- 身重或水肿，头昏
- 舌红，苔黄而腻
- 脉数

蒲灰散

湿型前列腺增生的治疗。

利湿、通利小便的功效，用于膀胱瘀

出自《金匮要略》，具有化瘀

方药组成

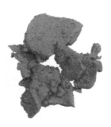

蒲黄12克

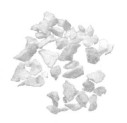

滑石6克

用法用量： 为细末，每次6克，每日3次。也可改用饮片作汤剂水煎服，各药用量按常规剂量酌定。

方义方解： 方用蒲黄活血化瘀止血；配以滑石清热通淋利尿。合而用之，共奏化瘀泄热、通淋止血之功。

运用： 1.临床应用以小便不利，尿道疼痛，或水肿，舌红，苔黄腻，脉沉或数为辨证要点。

2.用于治疗前列腺炎、尿潴留、泌尿系统感染、尿路结石、淋证、血精、黄疸型肝炎等病症。

辨证加减： 若见湿热偏重，加大黄、萹蓄草、瞿麦、车前草；气虚，加黄芪、党参、白术；阴虚，加生地黄、山茱萸、黄精。

使用注意 阴虚火旺证慎用。

阴虚湿热

症状表现
- 小便癃闭
- 或小便淋痛
- 手足心热
- 舌光红
- 脉细数

化阴煎

出自《景岳全书》，具有清热养阴、利水通淋的功效，用于治疗阴虚湿热型前列腺增生。

方药组成

生地黄6克　　熟地黄6克　　牛膝6克

猪苓6克　　泽泻6克　　黄柏6克

知母6克　　绿豆9克　　龙胆草4.5克　　车前子3克

用法用量： 加食盐少许，水煎2次混匀，空腹时温服，每日1剂。

方义方解： 方中用猪苓、泽泻、车前子、牛膝利水通淋；龙胆草清泻肝胆之湿热；配以生地黄、熟地黄滋养肾阴；知母、黄柏清泻虚火；绿豆解毒，并调和诸药。诸药合用，泻中寓补，养中有泄，共奏清热养阴，利水通淋之功。

运用： 1.临床应用以小便癃闭，或小便淋痛，舌光红，脉细数为辨证要点。

2.用于治疗急慢性肾盂肾炎、慢性粒细胞性白血病等病症。

辨证加减： 若见腰酸痛，加续断、杜仲；面肢浮肿，加薏苡仁、防己、冬瓜皮；尿液混浊，加萆薢；尿道涩痛，加石韦、萹蓄、瞿麦；血尿、蛋白尿，加阿胶、三七、龙骨；小腹胀痛，加川楝子、乌药、木香。

使用注意 肾阳虚损者慎用。

肺热壅闭

症状表现

- 小便不畅甚或点滴不通
- 咽干，烦渴欲饮
- 呼吸急促，有咳嗽
- 舌红，苔薄黄
- 脉数

加减清肺饮

梗，主治肺热壅闭型前列腺增生。

水道所致之病证，今加地骨皮、王不留行、生甘草、杏仁、桔

出自《医方集解》，原方用于治疗肺失宣降，不能通调

方药组成

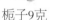

栀子9克

黄芩9克

麦冬9克

桑白皮9克

车前子9克

木通9克

茯苓9克

地骨皮10克

王不留行10克

生甘草10克

杏仁6克

桔梗6克

用法用量： 水煎2次混匀，分早、中、晚均于饭后1小时温服，每日1剂。

方义方解： 方中栀子、黄芩、桑白皮、地骨皮、生甘草清泄肺热，麦冬、杏仁、桔梗养阴增液、滋其化源，车前子、木通、茯苓、王不留行清利湿热。全方共奏清热利水之功效。

运用： 1.临床应用以肺热气壅，呼吸短促，咽干口渴，小便不通，苔黄，脉数为辨证要点。

2.用于治疗癃闭、喉室带性发音障碍、喉癌等病症。

辨证加减： 若咳嗽痰多、胸闷、饮食不香，加全瓜蒌、枳壳；若心烦，小便黄赤，加黄连、淡竹叶。

使 用 注 意 阴虚火旺者慎用。

肾阳虚惫

症状表现

- 小便频数，淋沥不尽
- 尿道滴白，性欲减退
- 阳痿早泄，头晕耳鸣
- 舌淡，苔白
- 脉沉细

济生肾气丸

用于治疗肾阳虚惫型前列腺增生。

出自《张氏医通》，具有温肾化气、利水消肿之功效，

方药组成

制附子15克

肉桂15克

熟地黄15克

怀牛膝15克

山药30克

制山茱萸30克

茯苓30克

泽泻30克

牡丹皮30克

车前子30克

用法用量：水蜜丸每次6克，小蜜丸每次9克，大蜜丸每次1丸，每日2～3次。可改为汤剂，水煎2次混匀，分早、晚2次温服，各药剂量按比例酌减至汤剂常用量。

方义方解：方中肉桂、制附子补火助阳，牛膝补肝肾、强腰膝、利尿，三药配伍，善温阳化气利水，为君药。熟地黄滋阴填精益髓，制山茱萸温补肝肾，山药养阴益气、补脾肺肾，三药合用，肝脾肾阴并补，又伍桂附，以阴中求阳，收阴生阳长之效，故共为臣药。茯苓健脾渗湿、利水，泽泻泄热渗湿利尿，牡丹皮清泻肝火，车前子清热利尿化痰，四药助君药利水而消肿，为佐药。诸药合用，温化与通利并施，共奏温肾化气、利水消肿之功。

运用：1.临床应用以形寒畏冷，腰以下尤甚，小便不利，排出无力，舌淡嫩质胖，舌苔白滑，脉沉细为其辨证要点。

2.用于治疗慢性肾小球肾炎、慢性前列腺炎、尿潴留、糖尿病性神经障碍、高血压病、精液异常症、心源性水肿、腰腿痛等。

辨证加减：畏寒，加淫羊藿、巴戟天、锁阳；遗精，加金樱子、莲须、芡实。

㊿使㊿用㊿注㊿意 壮火食气，本证慎用温肾壮阳药，以平补肝肾为要。

食疗良方

冬瓜薏米绿豆汤

冬瓜250克（切块），薏米50克，绿豆50克，白糖适量。将上述各物洗净，煲汤，放糖调味，分服。

适用于湿热患者。

冬虫夏草鸭

冬虫夏草15克，雄鸭1只（切块），姜葱少许。将上物放入锅内，加适量水，加盐适量；用文火慢炖、煮至鸭肉烂，分餐供食用。

适用于肾阳虚患者。

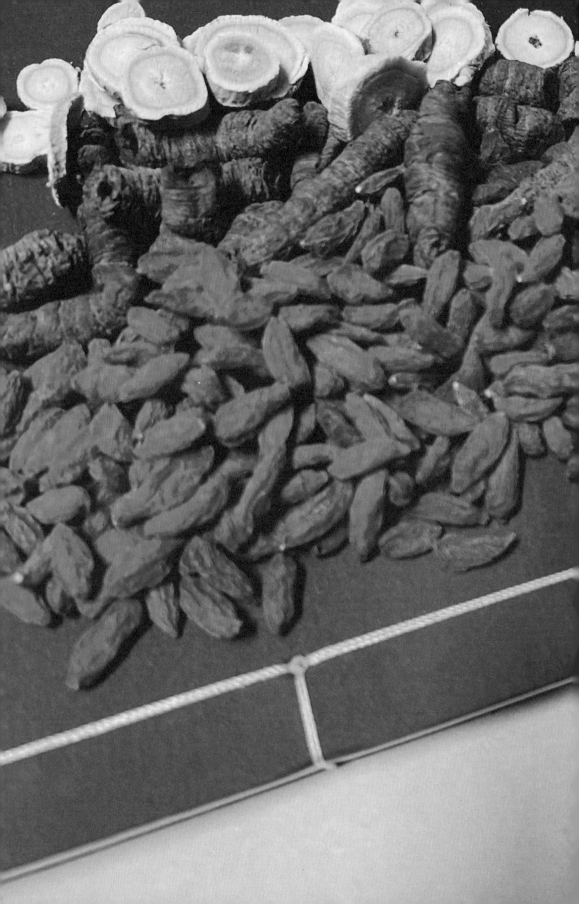

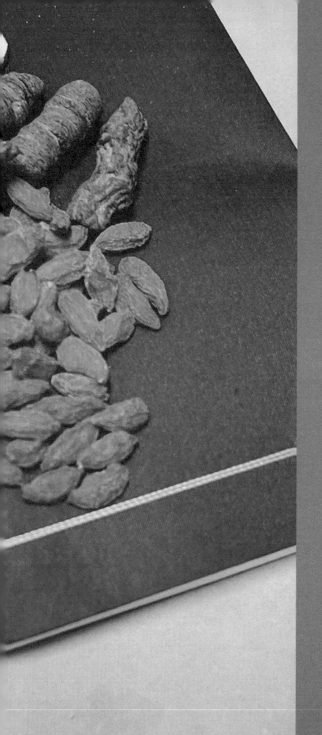

第六章

气血
津液
病症

抑郁症

抑郁症又称抑郁障碍，以显著而持久的心境低落为主要临床特征，是心境障碍的主要类型。本病表现为明显心情低落、时间超过2周，伴有相应的思维和行为改变，且反复发作，间歇期举止正常，不残留人格缺陷，虽多次发作，但不会导致精神衰退。抑郁症患者常有痛苦的内心体验，是"世界上最消极悲伤的人"，自杀率高达12%～14%，所以称为"第一号心理杀手"。中医经典名方具有多靶点、整体调节、协同作用强、安全性高等特点，在抑郁症的临床治疗中展现出良好的疗效。

心虚肝郁

症状表现

- 精神恍惚，神志不清
- 心中烦乱，失眠多梦
- 悲伤喜怒不能自已
- 哈欠频作，男子遗精
- 女子月经不调
- 舌红，少苔
- 脉细数

甘麦大枣汤

出自《金匮要略》，具有养心安神、和中缓急的功效，能够有效改善患者的抑郁样情绪，临床常用于治疗各种抑郁症，尤其是围绝经期妇女的情志病。

方药组成

甘草9克

小麦20克

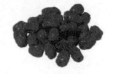

大枣10枚

用法用量： 水煎2次混匀，分早、中、晚均于饭后1小时温服，每日1剂。

方义方解： 方中小麦味甘微寒，养心安神为君；甘草甘平，补脾益气而养心气为臣；大枣性味甘温，补中益气，并润脏燥为佐。配合同用，共奏养心安神、补脾益气之功。

运用： 1.临床应用以精神恍惚，悲伤欲哭，舌红少苔，脉细数为辨证要点。

2.常应用于癌症、肿瘤、心脑血管疾病并发抑郁的治疗。

辨证加减： 心悸失眠脉弦数，可加酸枣仁以养心安神；心烦失眠属心阴虚较明显，可加生地黄、百合滋养心阴；血少津亏、大便干燥，可加生首乌、黑芝麻以养血润燥通便。

㊗㊤㊦㊥ 痰火内盛之癫狂症不宜使用。

肝气郁结

症状表现

- 精神抑郁，情绪不宁
- 胸部满闷，胁肋胀痛
- 痛无定处，脘闷嗳气
- 不思饮食，大便不调
- 女子月事不行
- 舌淡红，苔薄腻
- 脉弦

越鞠丸

抑郁等多种抑郁类型，抗抑郁疗效显著。

卒中后抑郁、老年抑郁、产后抑郁、焦虑伴发抑郁。临床常作为治疗抑郁症的基础方，可治疗

肝理脾的功效，主治气郁而兼治血痰火湿食诸

出自《丹溪心法》，具有行气化郁、疏

方药组成

川芎9克

苍术9克

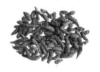
香附9克

栀子9克

神曲9克

用法用量： 上药共研细末，用水做成丸药如绿豆大，每次9克，温开水送下。亦可作汤剂，水煎服，按原方比例酌定。

方义方解： 气郁为本方主证，血郁、火郁、湿郁、痰郁、食郁均为本方

兼证。故方中以香附行气开郁，以治气郁，为君药。川芎为血中气药，行气活血，既助香附行气解郁，又可活血祛瘀，以治血郁，为臣药。苍术燥湿健脾，以治湿郁；栀子清热，治火郁；神曲消食治食郁；共为佐药。痰郁多由气郁而湿聚痰生，亦与气、火、湿、食诸郁有关，诸药合用，气机流畅，五郁得解，痰郁自除。

运用： 1.临床应用以脘腹胀痛，嗳腐吞酸，饮食不消为辨证要点。

2.用于治疗慢性胃炎、慢性肠炎、胃及十二指肠、胃神经症、慢性肝炎、慢性胰腺炎、胆囊炎、肋间神经痛等病症属气郁者。

辨证加减： 气郁明显，加厚朴、枳实，以行气解郁；血瘀明显，加当归、丹参，以活血散瘀止痛；火热内盛，加黄连、黄芩，以清热泻火；饮食积滞明显，加麦芽、莱菔子，以消食和胃。

㊟㊐㊟㊟ 脾胃虚弱者慎用此方。

症状表现	
•精神抑郁	•吞之不下
•胸部满闷，胁肋胀满	•咯之不出
•咽中如有物梗塞	•苔白腻，脉弦滑

痰气郁结

半夏厚朴汤

出自《金匮要略》，具有行气散结、降逆化痰的功效，临床常用于治疗痰气郁结型抑郁症，针对躯体症状占优势的抑郁症，效果尤为突出。

方药组成

半夏12克

厚朴9克

茯苓12克

生姜15克

紫苏叶6克

用法用量： 水煎2次混匀，分早、中、晚均于饭后1小时温服，每日1剂。

方义方解： 本证病位在脾，中医认为，脾在五行中属土，在情志方面主思，因脾性喜燥恶湿，若情志不遂，肝气郁结，肺胃失于宣降，脾失健运，津液不布，聚而为痰，痰气相搏，结于咽喉。气不行则郁不解，痰不化则结难散，故确立治则为行气散结、化痰降逆。以半夏辛温入肺胃，化痰散结，降逆和胃；厚朴苦辛性温，下气除满，助半夏散结降逆；茯苓甘淡渗湿健脾，以助半夏化痰；生姜辛温散结，和胃止呕；紫苏叶芳香行气，理肺舒肝，助厚朴行气宽胸、宣通郁结之气。本方合理加减运用后可以使郁气舒畅，痰湿得化。

运用： 1.临床应用以咽中如有物阻，吞吐不得，胸膈满闷，苔白腻，脉弦滑为辨证要点。

2.用于治疗多种类型的抑郁症，包括青少年抑郁、产后抑郁、癌症术后抑郁、卒中后抑郁、慢阻肺疾病合并抑郁、癔球症伴抑郁状态等。

辨证加减： 湿郁气滞而兼胸痞闷、嗳气、苔腻，加香附、佛手片、苍术理气除湿；痰郁化热而见烦躁、舌红、苔黄，加竹茹、瓜蒌、黄芩、黄连清化痰热；兼有瘀血，而见胸胁刺痛、舌紫暗或有瘀点瘀斑、脉涩，可加郁金、丹参、降香、片姜黄活血化瘀。

使用注意 方中多辛温苦燥之品，仅适宜于痰气互结而无热者。若见颧红口苦、舌红少苔属于气郁化火、阴伤津少者，不宜使用本方。

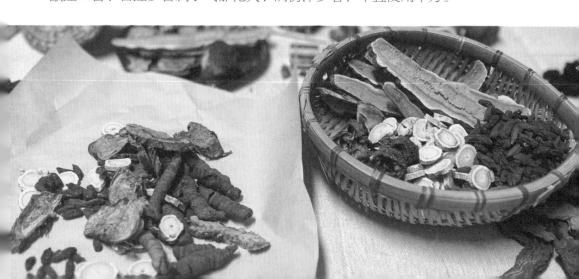

肝郁血虚

酸枣仁汤

出自《金匮要略》，具有养血安神、清热除烦的功效。主治肝血不足，虚热内扰之虚烦不眠证，对肝郁血虚型抑郁症临床疗效显著，尤其适用于睡眠质量差、气血不足的女性抑郁症患者。

方药组成

酸枣仁15克

知母6克

茯苓6克

川芎6克

甘草3克

用法用量： 水煎2次混匀，分早、中、晚均于饭后1小时温服，每日1剂。

方义方解： 方中重用酸枣仁为君，以其甘酸质润，入心、肝之经，养血补肝，宁心安神。茯苓宁心安神；知母苦寒质润，滋阴润燥，清热除烦，共为臣药。与君药相伍，以助安神除烦之功。佐以川芎之辛散，调肝血而疏肝气，与大量之酸枣仁相伍，辛散与酸收并用，补血与行血结合，具有养血调肝之妙。甘草和中缓急，调和诸药为使。诸药相伍，标本兼治，养中兼清，补中有行，共奏养血安神、清热除烦之效。

运用： 1.临床应用以虚烦失眠，咽干口燥，舌红，脉弦细为辨证要点。

2.用于治疗女性产后抑郁、更年期抑郁及糖尿病抑郁共病、冠心病心绞痛伴抑郁、肿瘤伴发抑郁症患者的抑郁症状。

辨证加减：虚火重而咽干口燥甚，加生地黄、麦冬以养阴清热；血虚甚而头目眩晕重，加白芍、当归、枸杞子以增强养血补肝的功效；兼见盗汗，加牡蛎、五味子以安神敛汗；寐而易惊，加珍珠母、龙齿以镇惊安神。

使用注意 方中酸枣仁须炒香打碎入煎。"酸枣仁炒熟，治胆虚不眠，生用治胆热好眠，炒熟后能补肝胆，使肝血足，自能睡眠。生用能泻肝胆，使胆热不旺，魂定卧宁。"

症状表现	
阴虚内热	•情绪忧虑、乏力 • 口苦，小便短黄
	•悲伤易哭，纳差 • 大便干结
	•心烦、恐惧 • 舌红少津，脉微数

百合地黄汤

出自《金匮要略》，具有养阴清热、补益心肺之功效，用于治疗阴虚内热型抑郁症，能有效改善患者的抑郁症状，提高患者的生存质量。

方药组成

百合7枚

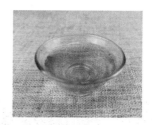

生地黄汁200毫升

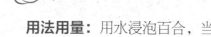

用法用量：用水浸泡百合，当白沫出，去其水，更以泉水400毫升，煎取200毫升，去渣，纳地黄汁，煎取300毫升，分早、晚2次温服，每日1剂。

方义方解：方中百合色白入肺，养肺阴而清气热；生地黄色黑入肾，益心营而清血热。两药合用，心肺同治，阴复热退，百脉因之调和，病可自愈。

运用： 1.临床应用当以心神不安，饮食行为失调，口苦，小便赤，脉微数为辨证要点。

2.用于治疗产后抑郁、卒中后抑郁、围绝经期抑郁等。

辨证加减： 若肺热咳嗽，加麦冬、沙参、贝母、甘草等润肺止咳；心神不安，加夜交藤，炒枣仁等宁心安神。

使用注意 实热者不宜使用。

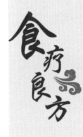

枸杞炒猪心

猪心1个，枸杞叶150～200克。猪心洗净切小丁，油热后将猪心翻炒至变色，再加入枸杞叶同炒，熟烂后加入适量佐料即可。

本品有益气补血、强心健肾的作用，适用于抑郁症。

菖蒲炖猪心

猪心1个，石菖蒲10克。猪心洗净和石菖蒲一起放入盅内用文火慢炖，直至猪心熟透，再加入适当佐料即可食用。

本品有补心安神、化痰开窍的作用，适用于抑郁症。

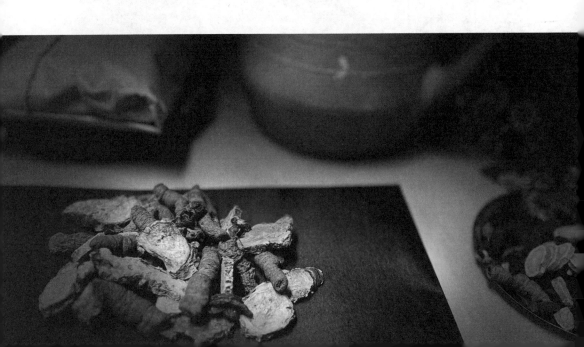

虚劳

虚劳是多种慢性衰弱性证候的总称，其范围相当广泛。禀赋薄弱，劳倦过度，饮食损伤，久病失治等多种原因均会导致虚劳，其共同点是久虚不复而成劳。五脏功能衰退，气血阴阳亏损，是虚劳的基本病机。"虚则补之"，补益是治疗虚劳的基本原则，应根据病理属性的不同，分别采用益气、养血、滋阴、温阳的治法，并结合五脏病位的不同而选方用药，以加强治疗的针对性。

肺气虚

症状表现

- 短气自汗，声音低怯
- 咳嗽无力，痰液清稀
- 时寒时热
- 平素易于感冒
- 面白，舌淡
- 脉弱

补肺汤

肺气虚型虚劳。

出自元代医家李仲南撰著之《永类钤方》，具有补肺益气、止咳平喘之功效，主治

方药组成

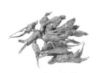
人参9克

紫菀9克

桑白皮9克

黄芪24克

熟地黄24克

五味子6克

用法用量： 水煎2次混匀，分早、中、晚均于饭后1小时温服，每日1剂。

方义方解： 方中主药熟地黄补血滋肾阴，取其"壮水之主，以制阳光"之意；辅以人参、黄芪益气补肺，五味子收敛肺气而止咳；佐以桑白皮

泻肺平喘，紫菀化痰止咳，使补中有泻，温中有寒。诸药合用，以补益肺肾，制虚火上炎。

运用： 1.临床应用以喘促短气，肺虚久咳，气怯声低，舌淡，脉弱为辨证要点。

2.用于治疗慢性支气管炎、肺气肿等病症。

辨证加减： 无咳嗽者，可去桑白皮、紫菀；自汗较多者，加牡蛎、麻黄根固表敛汗；若气阴两虚而兼见潮热、盗汗，加鳖甲、地骨皮、秦艽等养阴清热。

使用注意 本方适用于咳嗽日久肺气虚弱者，其他咳嗽不宜使用。

症状表现	
心阴虚	•心悸，气短，劳则尤甚　　•自汗
	•神疲体倦　　•舌淡
	•脉弱

柏子养心丸

养血、安神的功效，用于心阴虚型虚劳。

出自明代医家彭用光编撰之《体仁汇编》，具有补气、

方药组成

柏子仁120克

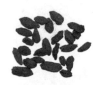
枸杞子90克

麦冬30克

当归30克

石菖蒲30克

茯神30克

玄参60克

熟地黄60克

甘草15克

用法用量： 上药共研细末，炼蜜为丸，如梧桐子大。每次9～12克，临睡前温开水送下。

方义方解： 方用柏子仁、茯神养心安神；配以熟地黄、枸杞子、麦冬补肾养阴；玄参、甘草滋阴泻火；当归养血；石菖蒲祛痰开窍。合而用之，共奏养心安神、补肾滋阴之功。

运用： 1.临床应用以心悸，气短，自汗，舌淡，脉弱为辨证要点。

2.用于治疗神经衰弱、神经官能症、更年期综合征、贫血、肾虚遗精、血虚肠燥便秘等病症。

辨证加减： 气虚卫表不固，自汗较多，加黄芪、五味子；舌暗或有瘀斑瘀点，加丹参、川芎、三七。

使用注意 脾胃湿滞、肠滑便溏者忌用。

脾气虚	**症状表现**
	●饮食减少　　　　　●面色萎黄
	●食后胃脘不舒　　　●舌淡，苔薄
	●倦怠乏力，大便溏薄　●脉弱

加味四君子汤

气的功效，用于治疗脾气虚型虚劳。

出自《三因极一病证方论》，具有健脾益

方药组成

人参4克

茯苓4克

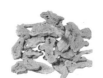

白术4克

炙甘草4克

黄芪4克

蒸白扁豆4克

方义方解：方中人参、黄芪、白术、甘草益气健脾，茯苓、白扁豆健脾除湿。

运用：1.临床应用以食少便溏，面色萎黄，舌淡苔薄，脉弱为辨证要点。

2.用于治疗脾虚型功能性消化不良等病症。

辨证加减：胃失和降而兼见胃脘胀满，嗳气呕吐，加陈皮、半夏和胃理气降逆；食积停滞而见脘闷腹胀，嗳气酸腐，苔腻，加神曲、麦芽、山楂、鸡内金消食健胃；气虚及阳，脾阳渐虚而兼见腹痛即泻、手足欠温，加肉桂、炮姜温中散寒。

㊗㊙㊗ 便秘者慎用。

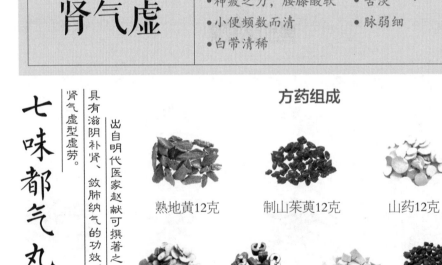

肾气虚

症状表现

- 神疲乏力，腰膝酸软
- 小便频数而清
- 白带清稀
- 舌淡
- 脉弱细

七味都气丸

肾气虚型虚劳。

具有滋阴补肾、敛肺纳气的功效，用于治疗

出自明代医家赵献可撰著之《医贯》，

方药组成

熟地黄12克　制山茱萸12克　山药12克

泽泻9克　牡丹皮9克　茯苓9克　五味子6克

用法用量：蜜制小丸，每次10克，每日3次，温开水送服；汤剂，水煎2次混匀，分早、中、晚均于饭后1小时温服，每日1剂。

方义方解： 方中熟地黄补血滋肾阴，山茱萸补肝肾涩精，山药健脾固肾，是本方的"三补"以治其本；泽泻泻肾火，牡丹皮泻肝火，茯苓渗脾湿，是本方的"三泻"以治其标；五味子敛肺气，定喘宁嗽。诸药合用，共奏滋阴补肾、敛肺纳气之功。

运用： 1.临床应用以神疲乏力，腰膝酸软，小便频数而清，脉弱细为辨证要点。

2.用于治疗支气管哮喘、肺气肿、肺结核、肺源性心脏病、糖尿病等属肾虚不能纳气者。

辨证加减： 若神疲乏力甚，加黄芪。

使用注意 方中熟地黄药偏滋腻，脾虚便溏者慎用。

心血虚

症状表现

- 心悸怔忡，健忘
- 失眠，多梦
- 面色不华
- 舌淡
- 脉细或结代

养心汤

补益气血、养心安神的功效，主治心血虚型虚劳。

出自南宋名医杨士瀛撰著之《仁斋直指方论》，具有

方药组成

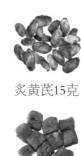

炙黄芪15克

白茯苓15克

茯神15克

半夏曲15克

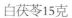

当归15克

川芎15克

远志8克

肉桂8克

柏子仁8克

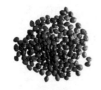
酸枣仁8克

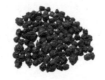
北五味子8克

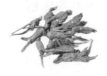
人参8克

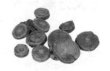
炙甘草12克

用法用量： 上为粗末，每服9克，加生姜5片，大枣2枚，水煎2次混匀，饭前服。

方义方解： 方中以人参、黄芪、茯苓、五味子、甘草益气生血，当归、川芎、柏子仁、酸枣仁、茯神、远志养血宁心，肉桂、半夏曲温中健脾，以助气血之生化。诸药配伍，补益气血、养心安神。

运用： 1.临床应用以神思恍惚，惊悸易惊，失眠健忘，舌淡脉细为辨证要点。

2.用于治疗冠心病心绞痛、心悸、怔忡等属气血不足、心神失养者。

辨证加减： 若失眠、多梦较甚，可加合欢花、夜交藤养心安神。

使用注意 痰火扰神所致的意识障碍禁用。

肺阴虚	症状表现

症状表现

- 干咳，咽燥甚或失音
- 潮热，盗汗
- 面色潮红
- 舌红少津
- 脉细数

肺阴虚

沙参麦冬汤

养肺胃的功效，是补养肺阴虚的代表方剂。

出自《温病条辨》，具有甘寒生津、清

方药组成

沙参9克

麦冬9克

玉竹6克

生甘草3克

桑叶4.5克

生扁豆4.5克

天花粉4.5克

用法用量： 水煎2次混匀，分早、中、晚均于饭后1小时温服，每日1剂。

方义方解： 方中沙参、麦冬清养肺胃，玉竹、天花粉生津止渴，生扁豆、生甘草益气培中、甘缓和胃，配以桑叶，轻宣燥热。诸药相配，具有清养肺胃、生津润燥之功。

运用： 1.临床应用以咽干口渴，干咳少痰，舌红少苔为辨证要点。

2.用于治疗支气管炎、肺结核、肺炎、口疮，又用以治疗秋燥、霉菌感染、心动过速、急性肝炎、呕吐等病症。

辨证加减： 若久热久咳，可用桑白皮易桑叶，加地骨皮以泻肺清热；咳剧，加川贝母、杏仁、百部润肺止咳；若肺气不敛，咳而气促，加五味子、诃子以敛肺气；咳吐黄痰，加海蛤粉、知母、瓜蒌、竹茹清热化痰。

使用注意 外感咳嗽及脾胃虚寒者忌用。

脾胃阴虚

症状表现

- 口渴，唇舌干燥
- 面色潮红
- 不思饮食，甚则干呕
- 舌红少苔
- 呃逆，大便燥结
- 脉细数

益胃汤

阴虚的代表方剂。

养阴益胃的功效，是补养脾胃

出自《温病条辨》，具有

方药组成

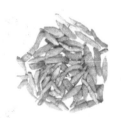

北沙参9克

麦冬15克

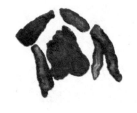

生地黄15克

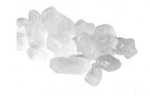

冰糖3克

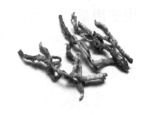

炒玉竹4.5克

用法用量： 水煎2次混匀，分早、中、晚均于饭后1小时温服，每日1剂。

方义方解： 方中重用生地黄、麦冬，味甘性寒，功能养阴清热，生津润燥。配伍北沙参、玉竹养阴生津，以加强生地黄、麦冬益胃养阴的作用。冰糖濡养肺胃，调和诸药。全方药简力专，共奏养阴益胃之功效。

运用： 1.临床应用以饥不欲食，口干咽燥，舌红少津，脉细数为辨证要点。

2.用于治疗慢性胃炎、糖尿病、小儿厌食等证属胃阴亏损者。

辨证加减： 若汗多、气短，兼有气虚，加党参、五味子。

（使）（用）（注）（意） 外邪未清，湿热未净，痰湿中满者禁用。

肝阴虚

症状表现

- 头痛，眩晕
- 耳鸣，目干畏光
- 视物不明，急躁易怒
- 或肢体麻木
- 面潮红，舌干红
- 脉弦细数

补肝汤

出自《医宗金鉴》，具有滋养肝阴的功效，为补养肝阴虚的代表方剂。

方药组成

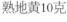

熟地黄10克

当归10克

白芍10克

川芎6克

木瓜6克

麦冬6克

酸枣仁6克

甘草3克

用法用量： 水煎2次混匀，分早、中、晚均于饭后1小时温服，每日1剂。

方义方解： 方中以熟地黄、当归、白芍、川芎养血柔肝，木瓜、甘草酸甘化阴，麦冬、酸枣仁滋养肝阴。

运用： 1.临床应用以目暗视物不清，舌淡，脉弦细为辨证要点。

2.用于治疗视疲劳综合征、糖尿病周围神经病变、骨性膝关节炎等病症。

辨证加减： 如见血虚，加阿胶、枸杞子；气虚，加人参、黄芪；肢体抽动，加全蝎、地龙；瘀血，加鸡血藤、水蛭。

⭕使⭕用⭕注⭕意 阴虚燥热、湿热阻脾者忌用。

肾阴虚

症状表现

- 腰酸，遗精
- 两足痿弱，眩晕
- 耳鸣，甚则耳聋

- 口干，咽痛
- 颧红，舌红，少津
- 脉沉细

左归丸

表方剂。

肾、填精益髓的功效，是补养肾阴虚的代

出自《景岳全书》，具有滋阴补

方药组成

熟地黄24克

山茱萸12克

炒山药12克

枸杞子12克

龟甲胶12克

鹿角胶12克

制菟丝子12克

川牛膝9克

用法用量： 炼蜜为丸或水泛为丸。大蜜丸每丸约15克，每次1丸，早、晚空腹时各服1丸，淡盐汤送下。水泛丸，成人每次9克（120粒），每日2～3次，温开水送服。

方义方解：方中重用熟地黄滋肾填精，大补真阴，为君药。山茱萸养肝滋肾，涩精敛汗；山药补脾益阴，滋肾固精；枸杞子补肾益精，养肝明目；龟、鹿二胶，为血肉有情之品，峻补精髓，龟甲胶偏于补阴，鹿角胶偏于补阳，在补阴之中配伍补阳药，取"阳中求阴"之义，均为臣药。菟丝子、川牛膝益肝肾，强腰膝，健筋骨，俱为佐药。

运用：1.临床应用以头目眩晕，腰酸腿软，舌红少苔，脉细为辨证要点。

2.用于治疗老年性痴呆、更年期综合征、老年骨质疏松症、闭经、月经量少等属于肾阴不足，精髓亏虚者。

辨证加减：遗精，加牡蛎、金樱子、芡实、莲须；潮热、口干、咽痛、脉数为阴虚而火旺，去鹿角胶、山茱萸，加知母、黄柏、地骨皮。

使用注意 方中组成药物以阴柔滋润为主，久服常服，每易滞脾碍胃，故脾虚泄泻者慎用。

心阳虚

症状表现

- 心悸，自汗
- 神倦嗜卧
- 心胸憋闷疼痛
- 形寒肢冷
- 面色苍白
- 舌淡或紫暗
- 脉细弱或沉迟

保元汤

的代表方剂。

鉴》，具有益气温阳的功效，是补养心阳虚

出自明代医家魏直所撰著之《博爱心

方药组成

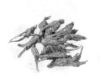

人参3克

黄芪9克

甘草2克

肉桂1.5～2克

生姜2片

用法用量： 水煎2次混匀，分早、中、晚均于饭后1小时温服，每日1剂。

方义方解： 方中用人参、黄芪、甘草补中益气，配以肉桂温阳，生姜暖中。全方共奏益气温阳之功效。

运用： 1.临床应用以倦怠乏力，少气畏寒，脉细软为辨证要点。

2.用于治疗冠心病心力衰竭、心律失常、白细胞减少症、胃脘痛、慢性肾衰竭等病症。

辨证加减： 心胸疼痛，酌加郁金、川芎、丹参、三七活血定痛；形寒肢冷，为阳虚较甚，酌加附子、巴戟天、仙茅、淫羊藿、鹿茸温补阳气。

使用注意 本方药性偏于温燥，阴虚内热者，不可使用。

脾阳虚

症状表现

- 面色萎黄，食少
- 形寒，神倦乏力
- 少气懒言，大便溏薄
- 肠鸣腹痛
- 每因受寒、饮食不慎而加剧
- 舌淡，苔白
- 脉弱

附子理中汤

代表方剂。

脾、温中祛寒的功效，是补养脾阳虚型虚劳的

出自《三因极一病证方论》，具有益气健

方药组成

党参15克

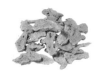
白术10克

附子10克

干姜8克

炙甘草6克

用法用量： 水煎2次混匀，分早、中、晚均于饭后1小时温服，每日1剂。

方义方解： 方以附子温阳散寒为主药，配以党参、甘草益气健脾，佐以干姜温运中焦，以促进脾阳健运。诸药合用，使中阳重振，脾胃健运，升清降浊，机能恢复。

运用： 1.临床应用以脘腹冷痛，畏寒肢冷，便溏溲清，口淡不渴，舌淡，苔白滑，脉弱为辨证要点。

2.用于治疗慢性胃肠炎、风湿性心脏病、心力衰竭等病症。

辨证加减： 腹中冷痛较甚，为寒凝气滞，可加高良姜、香附或丁香、吴茱萸温中散寒，理气止痛；食后腹胀及呕逆，为胃寒气逆，加砂仁、半夏、陈皮温中和胃降逆；腹泻较甚，为阳虚湿甚，加肉豆蔻、补骨脂、薏苡仁温补脾肾，涩肠除湿止泻。

使用注意 本方药性偏于温燥，阴虚内热者，不可使用。

肾阳虚

症状表现

- 腰背酸痛，遗精
- 阳痿，多尿或不禁
- 面色苍白，畏寒肢冷
- 下利清谷
- 五更泄泻
- 舌淡，舌边齿痕
- 脉沉迟

右归饮

出自《景岳全书》，具有滋阴补肾、填精益髓的功效，是补养肾阳虚的代表方剂。

方药组成

| 熟地黄18克 | 枸杞子12克 | 山药12克 | 杜仲12克 |

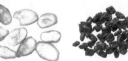

| 制附片9克 | 山茱萸6克 | 炙甘草5克 | 肉桂5克 |

用法用量： 水煎2次混匀，分早、中、晚均于饭后1小时温服，每日1剂。

方义方解： 方用熟地黄甘温滋肾填精，使阳生有所，寓阴中求阳之意；枸杞子、山茱萸协助熟地黄滋阴养肝；附子、肉桂助肾阳，合以熟地黄、山茱萸滋肾阴，以使阴生阳长，阴阳互根；杜仲强壮精髓；山药、甘草补中健脾。诸药合用，以温肾补阳填精，则诸症自愈。

运用： 1.临床应用以神疲，腰酸，肢冷，舌淡，脉沉细为辨证要点。

2.用于治疗硬皮病、精液异常、性功能减退、慢性肾炎、心肌劳损等病症。

辨证加减： 如见气虚，可加人参、白术；火衰不能生土而见呕吐吞酸，加干姜；腹痛腹泻，加肉豆蔻、党参；少腹疼痛者，加吴茱萸；带下淋沥，加补骨脂、芡实；月经稀少、腹痛，加当归、白芍。

🔘🔘🔘 凡腰酸腰痛，口干舌红者，不宜使用。

生姜羊肉粥

生姜10克，羊肉50克，粳米250克，精盐3克。生姜切细丝；羊肉洗净，切丝；粳米淘洗干净，与羊肉丝、生姜丝、精盐同置炖锅内，加清水适量，先用武火烧沸，再改用文火煮45分钟，即成。每日1次，早餐食用。

本品适用于阳虚型患者。

莲子百合煲瘦肉

莲子（去心）15克，百合20克，猪瘦肉100克，盐适量。用莲子、百合、猪瘦肉，加水适量同煲，肉熟烂后用盐调味食用。

本品具有清心润肺、益气安神的功效，适用于阴虚型患者。

莲子百合煲瘦肉

黄芪15克，阿胶10克，粳米30克。黄芪水煎取汁，用药汁煮粳米为粥，把阿胶兑入粥中。每日1次温服。

本品具有补气养血的功效，适用于气虚型患者。

食疗良方

自汗、盗汗

　　自汗和盗汗都指人体出汗的症状。自汗是指人体不受外界环境因素的影响，不管朝夕、动或不动，时常汗出，活动则出汗更多；盗汗与自汗有别，盗是"偷盗"之意，指夜间入睡后自觉汗出，醒后汗自止者。

表虚自汗

症状表现

- 汗出恶风,稍劳尤甚
- 面色少华
- 易于感冒
- 苔薄白
- 体倦乏力
- 脉细弱

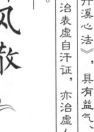

玉屏风散

出自《丹溪心法》，具有益气、固表止汗之功效，主治表虚自汗证，亦治虚人腠理不固，易感风邪。

方药组成

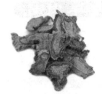

防风30克

蜜炙黄芪60克

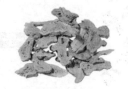

白术60克

用法用量： 上药共为粗末，每次6～9克，水煎服，分早、晚2次温服；亦可作汤剂，用量按原方比例酌定。

方义方解： 方中黄芪甘温，内补脾肺之气，外可固表止汗，为君药；白术健脾益气，助黄芪以加强益气固表之功，为臣药；佐以防风走表而散风邪，合黄芪、白术以益气祛邪。且黄芪得防风，固表而不致留邪；防风得黄芪，祛邪而不伤正，有补中寓疏，散中寓补之意。三药合用，共奏益气固表止汗之功效。

运用： 1.临床应用以易于感冒，自汗，疲乏无力为其辨证要点。

2.用于治疗体虚感冒、自汗、盗汗、过敏性鼻炎、荨麻疹、多形性红斑、慢性肾炎、面瘫、咳嗽、紫癜、带下等病症。

辨证加减： 汗出多，可加浮小麦、糯稻根、牡蛎固表敛汗；气虚甚，加党参、黄精益气固摄；兼有阴盛而见舌红、脉细数，加麦冬、五味子养阴敛汗。

使用注意 若属外感自汗或阴虚盗汗，则不宜使用。

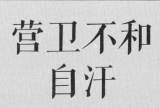

营卫不和
自汗

症状表现

- 汗出恶风
- 周身酸楚，时寒
- 时热
- 或表现半身、某局部出汗
- 苔薄白，脉缓

桂枝汤

出自《伤寒论》，被称为群方之主，具有解肌发表、调和营卫之功效，为治疗外感风寒表虚的基础方，又是调和营卫、调和阴阳治法的代表方，可用以治疗营卫不和之自汗。

方药组成

桂枝9克

白芍9克

生姜9克

炙甘草6克

大枣3枚

用法用量： 水煎2次混匀，分早、中、晚均于饭后1小时温服，温服取微汗，每日1剂。

方义方解： 方中桂枝为君，助卫阳，通经络，解肌发表而祛在表之风邪。白芍为臣，益阴敛营，敛固外泄之营阴。生姜辛温，既助桂枝辛散表邪，又兼和胃止呕；大枣甘平，既能益气补中，且可滋脾生津。姜枣相配，是为补脾和胃、调和营卫的常用组合，共为佐药。炙甘草调和药性，合桂枝辛甘化阳以实卫，合白芍酸甘化阴以和营，功兼佐使之用。本方结构严谨，发中有补，散中有收，邪正兼顾，阴阳并调。

运用： 1.临床应用以恶风，发热，汗出，脉浮缓为辨证要点。

2.用于治疗感冒、流行性感冒、原因不明的低热、产后及病后的低热、妊娠呕吐、多形红斑、冻疮、荨麻疹等属营卫不和者。

辨证加减： 恶风寒较甚，宜加防风、荆芥、淡豆豉疏散风寒；体质素虚，可加黄芪益气，以扶正祛邪；兼见咳喘，宜加杏仁、紫苏子、桔梗宣肺止咳平喘。

使用注意 凡外感风寒表实无汗者禁用。

邪热郁蒸之黄汗

症状表现
- 蒸蒸汗出
- 汗液易使衣服黄染
- 面赤烘热，烦躁
- 口苦，小便色黄
- 舌苔薄黄
- 脉弦数

桂枝加黄芪汤

阳散邪的功效，主治黄汗之病，两胫自冷。

出自《金匮要略》，具有调和营卫、行

方药组成

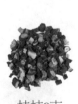

桂枝9克

芍药9克

生姜9克

黄芪6克

甘草6克

大枣3枚

用法用量： 水煎温服，服后饮热粥以助药力，温覆取微汗，若不出汗，再服。

方义方解： 方中桂枝温阳化气，散寒祛湿，调畅营卫；黄芪益气固表，与桂枝相配伍，以温阳化湿；芍药益营敛阴；生姜宣散营卫中寒湿；甘草、大枣，益气充荣营卫。诸药合用，以奏通阳益气、温化寒湿功效。

运用： 1.临床应用以恶寒较重，脉浮无力，发热自汗为辨证要点。

2.常用于治疗体虚感冒、黄汗、多汗、盗汗症、黄疸、自主神经功能紊乱、末梢神经炎、肌肉风湿病、小儿感冒等。

辨证加减： 如外感表虚，加白术、防风；气虚较甚，重用黄芪，加党参、白术；黄汗、黄疸，加茵陈、栀子、黄柏；盗汗，倍芍药，加当归；多汗，加浮小麦。

（使）（用）（注）（意） 风湿热证者禁用。

阴虚火旺之盗汗

症状表现

- 发热盗汗
- 面赤心烦
- 口干唇燥，大便干结
- 小便黄赤
- 舌红少苔
- 脉细数

当归六黄汤

出自金元时期名医李东垣所著之《兰室秘藏》，具有清虚热、滋阴泻火、固表止汗之功效，主治阴虚火旺所致的盗汗证。

方药组成

当归6克

生地黄6克

熟地黄6克

黄芩6克

黄柏6克

黄连6克

黄芪12克

用法用量： 水煎成汤剂。步骤：每日1剂，每剂放入药罐后，用大火煎至水开，而后调成小火慢煎10～15分钟，药汁倒出，如此再煎，两煎药汁混合后分2次温服。

方义方解： 方中当归养血增液，血充则心火可制；生地黄、熟地黄入肝肾而滋肾阴。三药合用，使阴血充则水能制火，共为君药。臣以黄连清泻心火，合以黄芩、黄柏泻火以除烦，清热以坚阴。君臣相合，热清则火不内扰，阴坚则汗不外泄。汗出过多，导致卫虚不固，故倍用黄芪为佐，一以益气实卫以固表，一以固未定之阴，且可合当归、熟地黄益气养血。诸药合用，共奏滋阴泻火、固表止汗之效。

运用： 1.临床应用以盗汗面赤，心烦溲赤，舌红，脉数为辨证要点。

2.用于治疗各种汗证及自身免疫系统疾病、皮肤病、糖尿病、更年期综合征等属阴虚火旺者。

辨证加减： 若潮热甚，加秦艽、银柴胡、白薇；阴虚及气阴两伤，去黄连、黄芩、黄柏，加太子参、玄参；虚烦不眠，加阿胶、莲子心、肉桂。

使用注意 本方养阴泻火之力颇强，对于阴虚火旺，中气未伤者适用。若脾胃虚弱，纳减便溏者不宜使用。

食疗良方

黑豆龙眼饮

黑大豆50克，龙眼肉15克，大枣50克，同放锅内，加清水3碗，煎至2碗，分早、晚2次服。

本品有补肝益肾、养血安神的功效，适用于盗汗。

五味补气粥

黄芪、浮小麦各30克，人参10克，五味子6克，大米90克，白糖适量。将以上各药先煎，去渣，取清汁，放入大米，用文火煮成稀粥，待熟时，调入白糖即可。温服，每日1～2次。

本品有益气、回阳、止汗的功效。

高脂血症

高脂血症是指人体血液中脂质含量超过一定限度的疾病。属于中医的"痰浊""血瘀"范畴。中医认为，本病的主要病机是脾、肾、肝等脏腑功能紊乱，导致气机瘀滞、痰浊化生、瘀阻脉络。治疗基本原则是化痰、活血、理气。具有调脂作用的中药有山楂、苦丁、绞股蓝、石菖蒲等，可选用具有降脂作用的中成药有血脂康、脂必妥、蒲参胶囊等。

痰湿内阻

症状表现

- 胸脘满闷
- 胃纳呆滞
- 头晕身重
- 大便不畅
- 舌苔白腻
- 脉弦滑

二陈汤

出自《太平惠民和剂局方》，可理气宽中、燥湿化痰，是治疗痰湿证的基础方。现代研究证明，二陈汤有降低血黏度，改善血液循环，防止红细胞聚集的作用。

方药组成

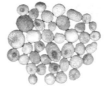

半夏15克

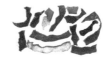

橘红15克

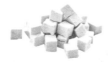

白茯苓9克

炙甘草4.5克

用法用量：加生姜7片，乌梅1个，水煎2次混匀，分早、中、晚均于饭后1小时温服，每日1剂。

方义方解：方中半夏辛温性燥，善能燥湿化痰，且又和胃降逆，为君药。橘红为臣，既可理气行滞，又能燥湿化痰。佐以茯苓健脾渗湿，渗湿以助化痰之力，健脾以杜生痰之源。鉴于橘红、茯苓是针对痰因气滞和生痰之源而设，故二药为祛痰剂中理气化痰、健脾渗湿的常用组合。煎加生姜，既能制半夏之毒，又能协助半夏化痰降逆、和胃止呕；煎服用少许乌梅，收敛肺气，与半夏、橘红相伍，散中兼收，防其燥散伤正之虞，均为佐药。以甘草为佐使，健脾和中，调和诸药。

运用： 1.临床应用以咳嗽，呕恶，痰多色白易咯，舌苔白腻，脉滑为辨证要点。

2.用于治疗老年性慢性支气管炎、肺气肿、慢性胃炎、癫痫、耳源性眩晕、妊娠反应、肺炎、哮喘、呕吐、脑血管意外、肥胖、糖尿病、痛经、不孕等病证。

辨证加减： 湿痰，可加苍术、厚朴以增燥湿化痰之力；热痰，可加胆星、瓜蒌以清热化痰；寒痰，可加干姜、细辛以温化寒痰。

使用注意 因本方性燥，故燥痰者慎用；吐血、消渴、阴虚、血虚者忌用本方。

症状表现

气滞血瘀

- 胸闷胁痛，痛处固定
- 或兼见健忘，失眠，心悸、精神不振
- 面色或唇色紫暗
- 舌有紫斑或瘀点
- 脉弦涩或细涩

柴胡疏肝散

用广泛，疗效显著。

方，具有疏肝理气、活血止痛之效，临床应

出自《景岳全书》，为理气剂的代表

方药组成

柴胡6克

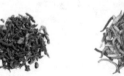

陈皮6克

川芎5克

炒枳壳5克

白芍5克

香附5克

炙甘草3克

用法用量： 水煎2次混匀，分早、中、晚均于饭后1小时温服，每日1剂。

方义方解： 方中柴胡疏肝解郁，调理气机为主药；香附、白芍助柴胡和肝解郁，陈皮、枳壳行气导滞共为方中辅药；川芎理气活血止痛，为方中佐药；炙甘草和中，调和诸药为使药。诸药合用，具疏肝行气、活血止痛之功效。

运用： 1.临床应用以胸闷，胁痛，脘胀，脉弦为辨证要点。

2.用于治疗肋间神经痛、肋骨软骨炎、慢性胆囊炎、慢性胃炎、慢性肝炎、经前期综合征、梅核气、冠心病、睾丸胀痛、乳房小叶增生症、更年期综合征等病症。

辨证加减： 若胁肋痛甚，酌加当归、郁金、乌药等以增强其行气活血之力；肝郁化火，可酌加栀子、川楝子以清热泻火。

使用注意 本方芳香辛燥，易耗气伤阴，不宜久服。

肝肾阴虚

症状表现

- 腰膝酸软
- 口燥咽干
- 头晕耳鸣，右胁隐痛
- 手足心热
- 舌红少苔
- 脉弦细

左归饮

具有壮水、养阴补肾之功效，主治真阴不足所致之症。

出自《景岳全书》，为补阴经典名方，

方药组成

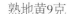

熟地黄9克

山药6克

枸杞子6克

山茱萸6克

茯苓4.5克

炙甘草3克

用法用量： 水煎2次混匀，分早、中、晚均于饭后1小时温服，每日1剂。

方义方解： 方中重用熟地黄为主，甘温滋肾以填真阴；辅以山茱萸、枸杞子养肝血，合主药以加强滋肾阴而养肝血之效；佐以茯苓、炙甘草益气健脾，山药益阴健脾滋肾，合用有滋肾养肝益脾之效。

运用： 1.临床上以腰酸遗泄，咽干，舌尖红，脉细数为辨证要点。

2.适用于治疗神经衰弱、高血压病、肺结核、眩晕、冠心病、贫血、三叉神经痛、慢性肾炎、慢性肾盂肾炎、糖尿病、高血压病等病症。

辨证加减： 肺热而烦，加麦冬润肺清心；心热而躁，加玄参滋阴降火；血滞，加牡丹皮凉血活血；脾热易饥，加芍药泻脾热。

使用注意 脾胃虚寒、大便溏稀者不宜服。

食疗良方

决明子荷叶茶

决明子10克，乌龙茶、荷叶干品各3克。将决明子放入锅中，小火炒干；荷叶切丝，备用。将决明子、荷叶丝、乌龙茶一起放入杯中，冲入沸水，盖盖子闷约10分钟后饮用。

菊苗粳米粥

菊苗（甘菊之嫩苗）、粳米各等量，菊苗洗净切细，煎水取汁，加粳米，熬成稀粥，冰糖调味。

本品常服可降脂、降压。

六味地黄鸡汤

鸡腿1只，熟地黄25克，山茱萸、山药、牡丹皮、茯苓、泽泻各10克，红枣8颗。鸡腿洗净，剁成块，放沸水中氽烫，捞出，备用；将鸡腿和所有药材盛入炖锅中，加6碗水以大火煮开，再转小火慢炖30分钟即成。

本品降血脂，增强身体，补肝肾，防止性功能衰退。

糖尿病

糖尿病是一组由多病因引起的以慢性高血糖为特征的代谢性疾病，是由于胰岛素分泌和（或）作用缺陷所引起。其典型症状为"三多一少"，即多尿、多饮、多食和体重减轻，可伴有皮肤瘙痒。中医称为消渴，分为上、中、下三消，在治疗上，以清热润燥、养阴生津为基本治则，对上、中、下消有侧重润肺、养胃（脾）、益肾之别。

肺热津伤（上消）

症状表现

- 烦渴多饮
- 口干舌燥
- 尿频量多
- 舌边尖红
- 苔薄黄
- 脉洪数

消渴方

出自《丹溪心法》，为养阴润燥、清凉生津止渴之剂，适用于肺热津伤型消渴。

方药组成

黄连2克

天花粉10克

牛乳80毫升

藕汁50毫升

生地黄汁30毫升

蜂蜜10毫升

生姜汁3滴

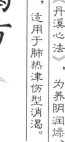

用法用量： 上五味中，黄连、天花粉为末，用诸汁调服或加生姜汁、白蜜熬膏噙化。

方义方解： 方中黄连、天花粉清泻心火，生津止渴，是治疗消渴证的要药；生地汁、藕汁滋润降火，生津止渴；牛乳养血润燥；生姜汁和胃；白蜜益胃生津。

运用： 1.临床应用以口渴引饮，口干舌燥，多食易饥，舌红苔燥为辨证要点。

2.用于治疗尿崩症、干燥综合征、感染性疾病恢复期等属津血受损者。

辨证加减： 若胃火盛而能食易饥，加生石膏、黄芩；小便频数，或如膏，加五味子知母、黄柏、玄参；若泄泻，先用白术、白芍炒为末调服，后服此药；阴虚津伤较重，加天冬、麦冬、石斛；盗汗，加地骨皮、胡黄连、牡蛎、浮小麦；咳血、吐血，加侧柏叶、白及；若以烦渴引饮为主，多食易饥不甚，可去黄连加瓜蒌。

(使)(用)(注)(意) 阴阳两虚消渴者慎用。

胃热炽盛（中消）	症状表现
	·多食易饥　·大便干燥 ·口渴，尿多　·苔黄 ·形体消瘦　·脉滑实有力

玉女煎

胰岛素抵抗，抑制氧化应激和炎症反应。

现代临床应用中，玉女煎降糖疗效明确，能改善

热、滋肾阴之功效，主治消渴属胃热阴虚证。在

出自《景岳全书》，具有清脏腑热、清胃

方药组成

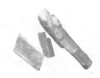

生石膏12克

熟地黄20克

麦冬6克

知母5克

牛膝5克

用法用量： 水煎2次混匀，先下石膏，后煎余药，分早、中、晚均于饭后1小时温服，每日1剂。

方义方解： 方中石膏辛甘大寒，清阳明有余之火而不损阴。熟地黄甘而微温，以滋肾水之不足。知母苦寒质润、滋清兼备，一助石膏清胃热而止烦渴，一助熟地黄滋养肾阴；麦冬微苦甘寒，助熟地黄滋肾，而润胃燥，且可清心除烦。牛膝导热引血下行，且补肝肾，以降上炎之火，止上溢之血。

运用： 1.临床应用以牙痛齿松，烦热干渴，舌红，苔黄而干为辨证要点。

2.用于治疗牙龈炎、糖尿病、急性口腔炎、舌炎等属胃热阴虚者。

辨证加减： 若口苦，大便密结不行，可重用石膏，加黄连、栀子；若口渴难耐、舌苔少津，加乌梅；若火旺伤阴，舌红而干、脉细数，方用竹叶石膏汤。

使用注意 阴津不足者，宜温服；胃火有余者，宜冷服。

肾阴亏虚（下消）

症状表现

- 尿频量多
- 混浊如脂膏，或尿甜
- 腰膝酸软，乏力
- 头晕耳鸣，口干唇燥
- 皮肤干燥、瘙痒
- 舌红，苔少
- 脉细数

六味地黄丸

出自宋代医家钱乙所著之《小儿药证直诀》，系钱乙从《金匮要略》的肾气丸减去桂枝、附子而成，原名：地黄丸，有滋补肝肾的功效，是治疗肝肾阴虚证的基础方。

方药组成

熟地黄24克

山茱萸20克

干山药20克

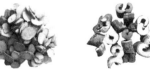

泽泻9克

牡丹皮9克

茯苓9克

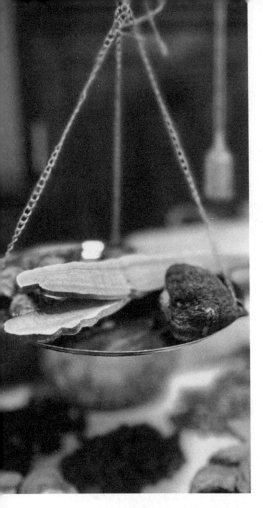

用法用量： 上为末，炼蜜为丸，如梧桐子大，空心温水化下3丸。现有成药，水丸每次5克，水蜜丸每次6克，小蜜丸每次9克，大蜜丸每次1丸，每日2次。

方义方解： 方中重用熟地黄滋阴补肾，填精益髓，为君药。山茱萸补养肝肾，并能涩精，取"肝肾同源"之意；山药补益脾阴，亦能固肾，共为臣药。三药配合，肾肝脾三阴并补，是为"三补"，但熟地黄用量是山茱萸与山药之和，故仍以补肾为主。泽泻利湿而泄肾浊，并能减熟地黄之滋腻；茯苓淡渗脾湿，并助山药之健运，与泽泻共泻肾浊，助真阴得复其位；牡丹皮清泄虚热，并制山茱萸之温涩。三药称为"三泻"，均为佐药。六味合用，三补三泻，其中补药用量重于"泻药"，是以补为主；肝、脾、肾三阴并补，以补肾阴为主，这是本方的配伍特点。

运用： 1.临床应用以腰膝酸软，头晕目眩，口燥咽干，舌红，少苔，脉沉细数为辨证要点。

2.用于治疗慢性肾炎、高血压病、糖尿病、肺结核、肾结核、甲状腺功能亢进、中心性视网膜炎及无排卵性功能性子宫出血、更年期综合征等属肾阴虚弱为主者。

辨证加减： 五心烦热、盗汗、失眠，加知母、黄柏；尿量多而浑浊，加益智仁、桑螵蛸；气阴两虚而伴困倦、气短乏力、舌淡红，加党参、黄芪、黄精；水竭火烈，阴伤阳浮，用生脉散加天冬、鳖甲、龟甲。

使用注意 脾虚泄泻者慎用。

阴阳两虚（下消）

- 小便频数，混浊如膏甚至饮一溲一
- 面容憔悴，耳轮干枯
- 腰膝酸软，四肢欠温
- 畏寒肢冷
- 阳痿或月经不调
- 舌苔淡白而干
- 脉沉细无力

金匮肾气丸

出自《金匮要略》，具有填精益髓、温补肾阳、阴阳双补的功用。此方开辟了温补肾气法治疗糖尿病的先河，用以治疗阴阳两虚型糖尿病。

方药组成

干地黄128克　　山药64克　　山茱萸64克　　茯苓48克

泽泻48克　　牡丹皮48克　　桂枝16克　　炮附子16克

用法用量： 上八味，为末，炼蜜和丸，如梧桐子大。每服15丸，用酒送下，加至20丸，每日3次。现有成药，大蜜丸每次1丸；水蜜丸每次4～5克（20～25粒）；小蜜丸每次6克，每日2次。

方义方解： 方中附子大辛大热，温阳补火；桂枝辛甘而温，温通阳气，二药相合，补肾阳，助气化，共为君药。肾为水火之脏，内舍真阴真阳，阳气无阴则不化，"善补阳者，必于阴中求阳，则阳得阴助，而生化无穷"，故重用干地黄滋阴补肾生精，配伍山茱萸、山药补肝养脾益精，阴生则阳长，同为臣药。泽泻、茯苓利水渗湿，配桂枝又善温化痰饮；牡丹皮活血散瘀，伍桂枝则可调血分之滞，此三味寓泻于补，俾邪去而补药得力，并制诸滋阴药碍湿之虞，俱为佐药。诸药合用，助阳之弱以化水，滋阴之虚以生气，使肾阳振奋，气化复常，则诸症自除。

运用： 1.临床应用以腰酸腿软，小便不利，或小便反多，舌淡而胖，脉虚弱而尺脉沉细为辨证要点。

2.用于治疗慢性肾炎、肾性水肿、醛固酮增多症、糖尿病、甲状腺功能低下、肾上腺皮质功能减退、神经衰弱、哮喘、慢性支气管炎、更年期综合征等属肾阳不足者。

辨证加减： 尿量多而浑浊，加益智仁、桑螵蛸、覆盆子、金樱子；身体困倦、气短乏力，可加党参、黄芪、黄精；兼阳痿，加巴戟天、淫羊藿、肉苁蓉；畏寒甚，加鹿茸粉。

㊤㊥㊦㊥ 阴虚内热者慎服。

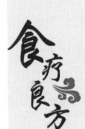

🏷 豇豆茶

带壳干豇豆100克洗净，水煎取汁。代茶饮。

本品有补肾健胃的作用，适用于糖尿病之口渴、尿多症。

🏷 紫菜海参汤

海参150克，紫菜5克，油菜50克，淀粉5克，盐、味精各4克。海参焯水，油菜焯水备用；锅内加入适量水放入海参、紫菜，烧开放入盐、味精，再下入水淀粉勾芡出锅即可。

本品有益肾、降脂降糖的作用，适用于阴阳两虚型患者。

🏷 黄精黑豆汤

黄精、黑豆各30克，蜂蜜5克。前二味入砂锅中，加清水3大碗，用文火慢炖2小时，调入蜂蜜。当点心食用。每次1小碗，每日2次。

本品有补中益气、强肾益胃、降糖降压的作用，适用于糖尿病的恢复期。

肥　胖

肥胖是指由于多种原因导致体内膏脂堆积过多，体重异常增加，并伴有头晕乏力、神疲懒言、少动气短等症状的一类病证。本病多由年老体弱、饮食不节、缺乏运动、先天禀赋所致。病机总属阳气虚衰、痰湿偏盛。治疗当以补虚泻实为原则。

症状表现

痰湿内盛

- 形体肥胖，身体沉重
- 肢体困倦，脘痞胸满
- 口干而不欲饮
- 大便少行
- 嗜食肥甘醇酒
- 喜卧懒动
- 舌淡胖或大
- 苔白腻或白滑
- 脉滑

导痰汤

出自《校注妇人良方》，由《太平惠民和剂局方》二陈汤衍化而来，具有燥湿豁痰、行气开郁之功效，临床化裁治疗痰湿内盛型肥胖症效果显著。

方药组成

半夏6克

橘红3克

茯苓3克

炒枳实3克

制南星3克

甘草1.5克

用法用量： 加姜10片，水煎2次混匀，分早、中、晚均于饭后1小时温服，每日1剂。

方义方解： 方中以半夏燥湿降逆，茯苓健脾燥湿，湿去痰无以生，陈皮利气，甘草益脾，脾旺能胜湿，利气则痰无滞留，此二陈汤意；制南星以治风痰，枳壳理气降逆宽中。全方合用具有燥湿豁痰、理气开郁之功。

运用： 1.临床应用以痰涎壅盛，胸膈痞满，呕恶不食，或头痛眩晕，苔白润，脉滑为辨证要点。

2.用于治疗耳源性眩晕、神经性呕吐、低血糖、癔症、气管炎、胃炎、甲状腺功能亢进、咽喉肿瘤、上肢麻木等。

辨证加减： 若痰郁化热，加黄芩、黄连、竹茹，以清热除烦止呕；痰湿兼寒，加干姜、细辛，以温通降逆化痰；吐出痰涎如鸡蛋清，加党参、白术、益智仁，以健脾益气摄涎；头痛眩晕甚，加天麻、白术、川芎、石菖蒲。

⊛使⊛用⊛注⊛意⊛ 阴虚火旺者、气虚者慎用。

气郁血瘀

症状表现

- 体形肥胖，两胁胀满
- 烦躁易怒，口干舌燥
- 头晕目眩，失眠多梦
- 男子性欲下降甚至阳痿
- 女性月经不调或闭经
- 舌暗且有瘀斑脉弦或涩

血府逐瘀汤

肥胖症疗效确切。

行气止痛之功效，临床化裁治疗气郁血瘀型

出自《医林改错》，具有活血化瘀、

方药组成

桃仁12克

红花9克

当归9克

生地黄9克

牛膝9克

川芎4.5克

桔梗4.5克

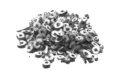

| 赤芍6克 | 枳壳6克 | 甘草6克 | 柴胡3克 |

用法用量： 水煎2次混匀，分早、中、晚均于饭后1小时温服，每日1剂。

方义方解： 方中桃仁破血行滞而润燥，红花活血祛瘀以止痛，共为君药。赤芍、川芎助君药活血祛瘀；牛膝活血通经，祛瘀止痛，引血下行，共为臣药。生地黄、当归养血益阴，清热活血；桔梗、枳壳，一升一降，宽胸行气；柴胡疏肝解郁，升达清阳，与桔梗、枳壳同用，尤善理气行滞，使气行则血行，以上均为佐药。桔梗并能载药上行，兼有使药之用；甘草调和诸药，亦为使药。合而用之，使血活瘀化气行，则诸症可愈，为治胸中血瘀证之良方。

运用： 1.临床应用以胸痛，头痛，痛有定处，舌暗红或有瘀斑，脉涩或弦紧为辨证要点。

2.用于治疗冠心病心绞痛、风湿性心脏病、胸部挫伤及肋软骨炎之胸痛，及脑血栓形成、高血压病、高脂血症、血栓闭塞性脉管炎、神经官能症、脑震荡后遗症之头痛、头晕等属瘀阻气滞者。

辨证加减： 若舌苔偏黄，可加栀子、知母；兼见便干难排者，加三棱、莪术、大黄；若兼失眠，加夜交藤、合欢皮；阳痿，加水蛭、淫羊藿；月经稀少，加月季花、泽兰、益母草。

使用注意 由于方中活血祛瘀药较多，故孕妇忌用。

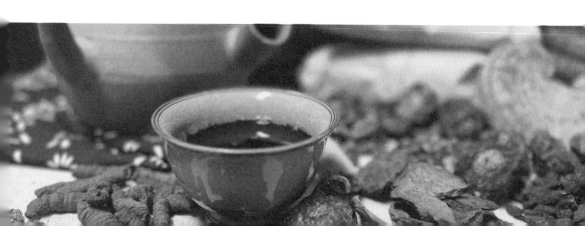

脾虚不运

- 肥胖臃肿
- 身体困重
- 脘腹痞满
- 四肢轻度浮肿
- 饮食如常或偏少
- 大便溏或便秘
- 舌淡胖边有齿痕
- 舌苔薄白
- 脉濡细

参苓白术散

出自《太平惠民和剂局方》，可补气健脾、和胃渗湿、生津保肺，是治疗脾胃虚弱的经典方。临床化裁治疗脾虚不运之肥胖症，可降低肥胖者的体重，有助于代谢综合证的改善。

方药组成

人参100克

茯苓100克

白术100克

山药100克

炙甘草100克

白扁豆75克

莲子肉50克

砂仁50克

薏苡仁50克

桔梗50克

用法用量： 上药共研细末，每次6～9克，每日2～3次，红枣煎汤送服。也可改为汤剂，用量按原方比例酌情增减，水煎服。

方义方解： 方中以四君（人参、白术、茯苓、甘草）平补脾胃之气为君药。配以莲子之甘涩，薏苡仁、白扁豆、山药之甘淡，辅助白术既可健脾，又能渗湿而止泻。加砂仁之辛温芳香醒脾，佐四君更能促中心运化，使上下气机畅通，吐泻可止。桔梗为手太阴肺经引经药，配入本方，如舟楫载药上行，达于上焦以润肺。各药配伍，补其虚，除其湿，行气滞，调其气，脾胃和，则诸症自解。

运用： 1.临床应用以气短咳嗽，肢倦乏力，舌淡胖，苔薄白或白腻为辨证要点。

2.用于治疗慢性腹泻、慢性胃炎、胃肠功能紊乱、慢性结肠炎、慢性肾炎、小儿营养不良、中心性浆液性脉络膜视网膜病变、慢性中耳炎等属脾胃虚弱者。

辨证加减： 若身体困重明显，加佩兰；若浮肿明显，加泽泻、猪苓；若兼脘腹痞闷，加半夏。

使用注意 阴虚火旺、大肠湿热、感冒发热、过敏者忌服。

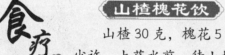

降脂饮

枸杞子、决明子、山楂、何首乌各15克放砂锅内水煎，滤渣取汁。代茶频饮，每日1剂。

本品有消食化积、除脂降脂的作用，适用于肥胖症。

山楂槐花饮

山楂30克，槐花5克，决明子10克，荷叶15克，白糖少许。上药水煎，待山楂将烂时，将其用汤勺碾碎，再煮10分钟，滤渣取汁，加入白糖即成。代茶频饮。

本品有降脂减肥的作用，适用于肥胖症。

草莓柚奶汁

草莓50克，柚子300克，酸奶200克，蜂蜜适量。柚子去皮，切成小块；草莓去蒂，放入淡盐水中浸泡片刻，冲洗干净。将柚子块和草莓块放入榨汁机中，加入酸奶，一起搅打成汁，加蜂蜜调味，即可直接饮用。

本品有美容养颜、减肥瘦身的作用，适用于肥胖症。

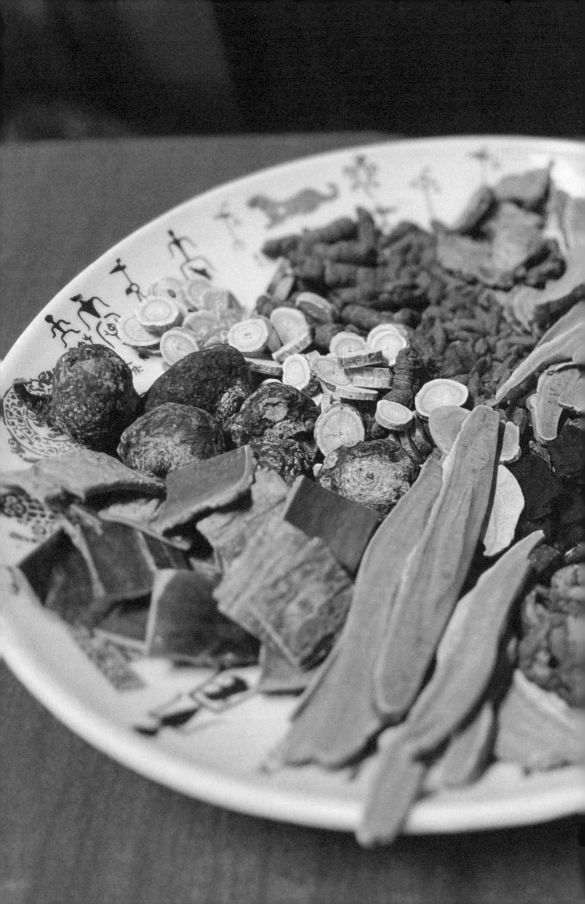

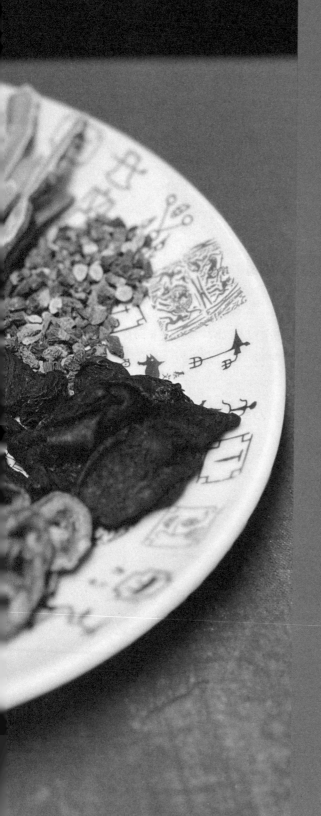

第七章

风湿及关节病

腰痛

腰痛是指因外感、内伤或挫闪导致腰部气血运行不畅，或失于濡养，引起腰脊或脊旁部疼痛为主要症状的一种病症。其发病常以肾虚为本，感受外邪、跌仆挫闪为标。治疗时实证重在祛邪通脉活络，虚证重在扶正，补肝肾、强腰膝、健脾气是常用治法。配合膏贴、针灸、按摩、理疗等法可收到较好的效果。

寒湿腰痛

症状表现

- 腰部冷痛重着转侧不利，逐渐加重每遇阴雨天或腰部感寒后加剧
- 痛处喜温得热则减
- 苔白腻而润
- 脉沉紧或沉迟

甘姜苓术汤

出自《金匮要略》，有温脾祛寒胜湿的功效，是治寒湿腰痛的常用方剂。

方药组成

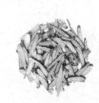

甘草6克

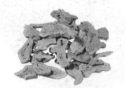

白术6克

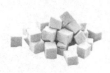

茯苓12克

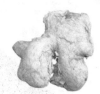

干姜12克

用法用量：水煎2次混匀，分早、中、晚均于饭后1小时温服，每日1剂。

方义方解：方中以辛热的干姜温脾散寒，为君药。白术甘苦温以健脾燥湿，茯苓健脾渗湿，共为臣药。使以甘草调和诸药，且又能补气健脾。

四药相合，使寒去湿消，则腰重冷痛自除。

运用： 1.临床应用以腰重冷痛，苔白不渴，脉沉迟或沉缓为辨证要点。

2.用于治疗风湿性关节炎、类风湿性关节炎、腰肌劳损、坐骨神经痛等证属寒湿者。

辨证加减： 沉重较甚，加薏苡仁、苍术以增祛湿健脾的功效；冷痛较甚，加附子以助温经散寒止痛的功效。

使用注意 忌海藻、菘菜、桃李、雀肉、酢物。

湿热腰痛

症状表现

- 腰部酸痛，热天或雨湿天气症状加重活动后酸痛减轻
- 小便短赤
- 苔黄腻
- 脉濡数

四妙丸

湿热腰痛的经典方剂。

读》，具有清热利湿、舒筋壮骨的功效，是治疗

出自清代医家张秉成撰著之《成方便

方药组成

炒黄柏12克

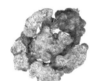
炒苍术12克

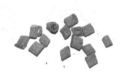
怀牛膝12克

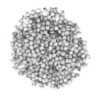
薏苡仁12克

用法用量： 水丸，每次6克，每日2次，温开水送服；汤剂，水煎2次混匀，分早、中、晚均于饭后1小时温服，每日1剂。

方义方解： 方中主药黄柏清热燥湿，直达下焦；辅以薏苡仁，渗湿健脾除痹，清热且助黄柏；佐以苍术苦温，燥湿健脾，以除生湿之源；使以

怀牛膝引药下行，补肝肾，强筋骨，通利血脉，利关节以助药势。全方具有寒热并用，补泻同施的配伍特点。

运用： 1.临床应用以膝足痿软无力，下肢麻木，关节肿痛为辨证要点。

2.用于治疗风湿性关节炎、多形性红斑之关节红肿痛、类风湿性关节炎、下肢丹毒、阴囊湿疹、脚气病、尿路感染、慢性复发性丹毒等属湿热下注经脉者。

辨证加减： 若小便短赤不利，加栀子、萆薢、车前草；若湿热蕴久，耗伤阴津，加生地黄、知母，女贞子、墨旱莲。

使 用 注 意 风寒湿痹，虚寒痿证慎用。

症状表现
• 痛处固定，或胀痛不适 或痛如锥刺，日轻夜重 持续不解，活动不利 甚则不能转侧 痛处拒按 • 面晦唇暗 • 舌隐青有瘀斑 • 脉多弦涩或细数

瘀血腰痛

身痛逐瘀汤

止痛、祛风除湿的功效，用于治疗瘀血腰痛。

出自《医林改错》，具有活血祛瘀、通经

方药组成

秦艽3克

羌活3克

香附3克

川芎6克

甘草6克

没药6克

炒五灵脂6克

地龙6克

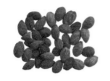
桃仁9克

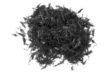
红花9克

当归9克

牛膝9克

用法用量： 水煎2次混匀，分早、中、晚均于饭后1小时温服，每日1剂。

方义方解： 方中主药当归、红花、桃仁、五灵脂活血祛瘀；辅以牛膝、地龙活血通络，川芎、没药、香附活血理气止痛；佐以秦艽、羌活祛风活络；使以甘草益气和中，调和诸药。

运用： 1.临床应用以肢体或周身痹痛，日久不愈，舌紫暗或有瘀斑为其辨证要点。

2.用于治疗坐骨神经痛、腰扭伤、脑外伤后综合征，又有用于治疗面神经麻痹、三叉神经痛、雷诺氏症、末梢神经炎等病症。

辨证加减： 如兼肾虚，加续断、杜仲、狗脊；兼气虚，加黄芪、党参、白术。

（使）（用）（注）（意） 孕妇慎用。

肾虚腰痛

症状表现

• 腰痛以酸软为主　　　　常反复发作
　喜按喜揉，腿膝无力　• 精神萎靡
　遇劳则甚，卧则减轻　• 苔薄白，脉沉细

青娥丸

出自《太平惠民和剂局方》，具有补肾壮阳、强腰固精的功效，用以治疗肾虚腰痛。

方药组成

杜仲500克

补骨脂250克

胡桃仁20个

大蒜120克

用法用量： 上药共研细末，水泛为丸。每次3～6克，每日2～3次，开水送服。也可改作汤剂水煎服，一般去大蒜，各药用量按常规剂量酌减。

方义方解： 方中补骨脂补肾阳，兼有固涩秘精之功。杜仲温补肾阳，强筋健骨，治腰腿疼痛，为补肾壮腰要药。胡桃滋补肝肾，固齿乌须发，且善润肠通便，更是益脑佳品。本方药精效佳，是一首很有影响的补肾名方。

运用： 1.临床应用以腰膝酸软，起坐不利为辨证要点。

2.用于治疗骨质疏松、腰肌劳损、腰椎间盘脱出症、不育症。

辨证加减： 阳虚较明显者加巴戟天、制川乌、茯苓、苍术，阴虚较明显，加生地黄、枸杞子、黄柏、牡丹皮。

使 用 注 意 湿热或寒湿痹阻及外伤腰痛者不宜用。

食疗良方

葱白粥

糯米60克，生姜5片，捣烂，入连须葱5茎，加米醋5毫升。趁热饮用，温覆取汗。

适用于风湿腰痛或寒湿腰痛。

胡椒树根炖蛇肉

胡椒树根100克，乌梢蛇肉250克、黄酒、葱、姜、花椒、盐各适量。将胡椒树根洗净，切成3厘米的段。将蛇剖腹，除去内脏洗净，切成2厘米长的段。将蛇肉、胡椒树根放入锅内、加葱、姜、盐、黄酒、清水适量，文火熬至蛇肉熟透即成。

本品具有舒筋活络、祛寒除湿的作用，适用于风寒湿腰痛。

骨关节疾病

骨关节疾病以多部位的关节疼痛、肿大、僵硬、屈伸不利为主要临床表现，属于中医痹证的范畴。病位在经脉，累及肢体、关节、筋骨，日久损伤肝肾。急性期常以风、寒、湿、热等实证多见，多以祛风散寒除湿为法；慢性期则以肝肾亏虚等虚证为多，以补益肝肾、养血活血等为主要治法。本病在平时及病变时均应注意保暖、节制饮食并加以护理以降低复发率。

风湿性关节炎疼痛

症状表现

- 肢体重着，关节酸痛
- 活动不利，得热则减遇阴雨寒冷则加剧
- 舌苔白腻
- 脉弦紧

蠲痹汤

出自《医学心悟》，具有祛风除湿、蠲痹止痛的功效，主治风寒湿三气合而成痹者。

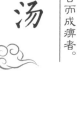

方药组成

羌活10克

独活10克

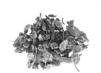
秦艽10克

当归10克

川芎10克

海风藤10克

桑枝10克

乳香10克

木香10克

肉桂6克

炙甘草6克

风湿热痹

- 关节疼痛，活动不利
- 局部灼热红肿
- 得冷则舒
- 皮下结节或红斑
- 发热恶风
- 汗出口渴
- 尿黄便干
- 舌红，苔黄腻

白虎加桂枝汤

出自《金匮要略》，具有清热、泻火、解表的功效，用于治疗风湿热痹证。

方药组成

知母18克

甘草6克

石膏30克

粳米20克

桂枝9克

用法用量： 水煎2次混匀，分早、晚2次温服，每日1剂。

方义方解： 方中知母清热除烦，滋阴润燥，和利关节。桂枝解肌和营卫，走关节利机关，通利血脉。石膏清透肌肤骨节郁热。粳米补中益气，顾护正气以驱邪。甘草益气补中，使正气极力驱除邪气，兼防寒凉药伤胃。

运用： 1.临床应用以肌肉关节疼痛，或寒热发作，或高热，口渴，舌红，苔薄黄，脉滑数或浮数为辨证要点。

2.用于治疗疟疾、流行性出血热、钩端螺旋体病等。

辨证加减： 若关节疼痛，加桃仁、赤芍，以活血凉血；若寒热往来，加柴胡、青蒿，以清退郁热；若红肿，加牡丹皮、贝母，以凉血散瘀，化痰消肿等。

使用注意 寒湿证，慎用本方。

肝肾两虚痹证

症状表现

- 关节肿大，僵硬变形
- 屈伸不利，肌肉消瘦
- 腰膝酸软，阳痿遗精
- 心烦口干
- 舌红少苔
- 脉细数

独活寄生汤

为《备急千金要方》中记载的经典名方，具有祛风湿、止痹痛及补气血等功效，在临床被广泛应用于风湿性关节炎、类风湿性关节炎、痛风性关节炎及腰肌劳损等疾病治疗，可有效改善患者疼痛症状，促使功能恢复正常。

方药组成

独活9克

防风6克

秦艽6克

桑寄生6克

肉桂6克

细辛6克

杜仲6克

牛膝6克

茯苓6克

川芎6克

人参6克

甘草6克

当归6克

白芍6克

生地黄6克

用法用量： 水煎2次混匀，分早、中、晚均于饭后1小时温服，每日1剂。

方义方解： 方中独活辛苦微温，长于祛下焦风寒湿邪，蠲痹止痛，为君药。防风、秦艽祛风胜湿；肉桂温里祛寒，通利血脉；细辛辛温发散，祛寒止痛，均为臣药。佐以寄生、牛膝、杜仲补益肝肾，强壮筋骨；当归、白芍、生地黄、川芎养血活血；人参、茯苓、甘草补气健脾，扶助

199

正气，均为佐药。甘草调和诸药，又为使药。诸药相伍，使风寒湿邪俱除，气血充足，肝肾强健，痹痛得以缓解。

运用： 1.临床应用以腰膝冷痛，肢节屈伸不利，心悸气短，脉细弱为辨证要点。

2.用于治疗慢性关节炎、类风湿性关节炎、风湿性坐骨神经痛、腰肌劳损、骨质增生症、小儿麻痹等属风寒湿痹日久，正气不足者。

辨证加减： 痹证疼痛较剧，可酌加制川乌、制草乌、白花蛇等以助搜风通络，活血止痛；寒邪偏盛，酌加附子、干姜以温阳散寒；湿邪偏盛，去地黄，酌加防己、薏苡仁、苍术以祛湿消肿；正虚不甚，可减地黄、人参。

使用注意 若湿热痹痛者，不宜使用。

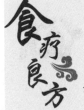

北五加皮酒

北五加皮、白鲜皮、穿山龙各15克，优质白酒500毫升。前三味浸入白酒中，密封24小时即成。每次饮服10毫升，每日1次。

本品有祛风湿、壮筋骨的作用，适用于风湿性关节炎。

排钱草根炖瘦猪肉

排钱草根60克，瘦猪肉200克。排钱草洗净，捣碎，和瘦猪肉加水同炖，至肉熟烂为度。饭前适量服食，连服数次。

本品有行血破瘀、除湿消肿的作用，适用于风湿性关节炎。

蝮蛇粳米粥

蝮蛇肉50克，粳米100克，生姜10克，盐5克。蛇肉洗净切丝，生姜洗净去皮切丝，粳米洗净；锅加水烧开，用小火煮熟至黏稠加入蝮蛇肉、姜丝煮至蝮蛇肉熟烂即可。

本品有祛风止痛的作用，适用于类风湿性关节炎。

《古代经典名方目录（第一批）》
国家中医药管理局发布

01 桃核承气汤

出处：《伤寒论》（汉·张仲景）"太阳病不解，热结膀胱，其人如狂，血自下，下者愈。其外不解者，尚未可攻，当先解其外；外解已，但少腹急结者，乃可攻之，宜桃核承气汤。"

处方：桃仁五十个（去皮尖），大黄四两，桂枝二两（去皮），甘草二两（炙），芒硝二两。

制法及用法：上五味，以水七升，煮取二升半，去渣，内芒硝，更上火，微沸下火，先食温服五合，日三服。

02 旋覆代赭汤

出处：《伤寒论》（汉·张仲景）"伤寒发汗，若吐若下，解后，心下痞鞕，噫气不除者，属旋覆代赭石汤。"

处方：旋覆花三两，人参二两，生姜五两，代赭一两，甘草三两（炙），半夏半升（洗），大枣十二枚（擘）。

制法及用法：上七味，以水一斗，煮取六升，去渣，再煎取三升，温服一升，日三服。

03 竹叶石膏汤

出处：《伤寒论》（汉·张仲景）"伤寒解后，虚羸少气，气逆欲吐，竹叶石膏汤主之。"

处方：竹叶二把，石膏一斤，半夏半升（洗），麦门冬一升（去心），人参二两，甘草二两（炙），粳米半斤。

制法及用法：上七味，以水一斗，煮取六升，去渣，内粳米，煮米熟，汤成去米，温服一升，日三服。

<table>
<tr>
<td>**04 麻黄汤**</td>
<td>
出处：《伤寒论》（汉·张仲景）"①太阳病，头痛发热，身疼腰痛，骨节疼痛，恶风无汗而喘者，麻黄汤主之。②太阳病，脉浮紧，无汗，发热，身疼痛，八九日不解，表证仍在，此当复发汗。服汤已，微除，其人发烦目瞑，剧者必衄，衄乃解。所以然者，阳气重故也，宜麻黄汤。③脉浮而紧，浮则为风，紧则为寒，风则伤卫，寒则伤荣，荣卫俱病，骨节烦疼，可发其汗，宜麻黄汤。"

处方： 麻黄三两（去节），桂枝二两（去皮），甘草一两（炙），杏仁七十个（去皮尖）。

制法及用法： 上四味，以水九升，先煮麻黄，减二升，去上沫，内诸药，煮取二升半，去渣，温服八合，覆取微似汗，不须啜粥，余如桂枝法将息。
</td>
</tr>
</table>

<table>
<tr>
<td>**05 吴茱萸汤**</td>
<td>
出处：《伤寒论》（汉·张仲景）"①食谷欲呕，属阳明也，吴茱萸汤主之。②干呕，吐涎沫，头痛者，吴茱萸汤主之。"

处方： 吴茱萸一升（洗），人参三两，生姜六两（切），大枣十二枚（擘）。

制法及用法： 上四味，以水七升，煮取二升，去渣，温服七合，日三服。
</td>
</tr>
</table>

<table>
<tr>
<td>**06 芍药甘草汤**</td>
<td>
出处：《伤寒论》（汉·张仲景）"伤寒脉浮，自汗出，小便数，心烦，微恶寒，脚挛急。……若厥愈足温者，更作芍药甘草汤与之，其脚即伸。"

处方： 白芍、甘草各四两（炙）。

制法及用法： 上二味，以水三升，煮取一升五合，去渣，分温再服。
</td>
</tr>
</table>

07 半夏泻心汤

出处：《伤寒论》（汉·张仲景）"若心下满而鞕痛者，此为结胸也，大陷胸汤主之。但满而不痛者，此为痞，柴胡不中与之，宜半夏泻心汤。"

处方：半夏半升（洗），黄芩、干姜、人参、甘草（炙）各三两，黄连一两，大枣十二枚（擘）。

制法及用法：上七味，以水一斗，煮取六升，去渣，再煎取三升，温服一升，日三服。

08 真武汤

出处：《伤寒论》（汉·张仲景）"①太阳病发汗，汗出不解，其人仍发热，心下悸，头眩，身瞤动，振振欲擗地者，真武汤主之。②少阴病，二三日不已，至四五日，腹痛，小便不利，四肢沉重疼痛，自下利者，此为有水气，其人或咳，或小便利，或下利，或呕者，真武汤主之。"

处方：茯苓、芍药、生姜（切）各三两，白术二两，附子一枚（炮，去皮，破八片）。

制法及用法：上五味，以水八升，煮取三升，去渣，温服七合，日三服。

09 猪苓汤

出处：《伤寒论》（汉·张仲景）"①若脉浮发热，渴欲饮水，小便不利者，猪苓汤主之。②少阴病，下利六七日，咳而呕渴，心烦不得眠者，猪苓汤主之。"

处方：猪苓（去皮）、茯苓、泽泻、阿胶、滑石（碎）各一两。

制法及用法：上五味，以水四升，先煮四味，取二升，去渣，内阿胶烊消，温服七合，日三服。

10 小承气汤

出处：《伤寒论》（汉·张仲景）"①阳明病脉迟，虽汗出不恶寒者，其身必重，短气，腹满而喘，有潮热者，此外欲解，可攻里也。手足濈然而汗出者，此大便已鞕也，大承气汤主之。若汗多，微发热恶寒者，外未解也，其热不潮，未可与承气汤。若腹大满不通者，可与小承气汤，微和胃气，勿令至大泄下。②下利谵语者，有燥屎也，宜小承气汤。③若不大便六七日，恐有燥屎，欲知之法，少与小承气汤，汤入腹中，转矢气者，此有燥屎也，乃可攻之。若不转矢气者，此但初头鞭，后必溏，不可攻之，攻之必胀满，不能食也，欲饮水者，与水则哕。其后发热者，大便必复鞭而少也，以小承气汤和之。不转矢气者，慎不可攻也。"

处方：大黄四两（酒洗），厚朴二两（炙，去皮），枳实三枚（大者，炙）。

制法及用法：上三味，以水四升，煮取一升二合，去渣，分温二服。初服汤当更衣，不尔者，尽饮之，若更衣者，勿服之。

11 甘草泻心汤

出处：《伤寒论》（汉·张仲景）"伤寒中风，医反下之，其人下利日数十行，谷不化，腹中雷鸣，心下痞鞭而满，干呕心烦不得安，医见心下痞，谓病不尽，复下之，其痞益甚，此非结热，但以胃中虚，客气上逆，故使鞭也，属甘草泻心汤。"

处方：甘草四两（炙），黄芩三两，干姜三两，大枣十二枚（擘），半夏半升（洗），黄连一两。

制法及用法：上六味，以水一斗，煮取六升，去渣，再煎取三升，温服一升，日三服。

12 黄连汤

出处：《伤寒论》（汉·张仲景）"伤寒胸中有热，胃中有邪气，腹中痛，欲呕吐者，黄连汤主之。"

处方：黄连三两，甘草三两（炙），干姜三两，桂枝三两（去皮），人参二两，半夏半升（洗），大枣十二枚（擘）。

制法及用法：上七味，以水一斗，煮取六升，去渣，温服，昼三服夜二服。

13 当归四逆汤

出处：《伤寒论》（汉·张仲景）"①手足厥寒，脉细欲绝者，当归四逆汤主之。②下利脉大者，虚也，以强下之故也。设脉浮革，因尔肠鸣者，属当归四逆汤。"

处方：当归三两，桂枝三两（去皮），芍药三两，细辛三两，甘草二两（炙），通草二两，大枣二十五枚（擘）。

制法及用法：上七味，以水八升，煮取三升，去渣，温服一升，日三服。

14 附子汤

出处：《伤寒论》（汉·张仲景）"少阴病，得之一二日，口中和，其背恶寒者，当灸之，附子汤主之。"

处方：附子二枚（炮，去皮，破八片），茯苓三两，人参二两，白术四两，芍药三两。

制法及用法：上五味，以水八升，煮取三升，去渣，温服一升，日三服。

15 桂枝芍药知母汤

出处：《金匮要略》（汉·张仲景）"诸肢节疼痛，身体魁羸，脚肿如脱，头眩短气，温温欲吐，桂枝芍药知母汤主之。"

处方：桂枝四两，芍药三两，甘草二两，麻黄二两，生姜五两，白术五两，知母四两，防风四两，附子二两（炮）。

制法及用法：上九味，以水七升，煮取二升，温服七合，日三服。

16 黄芪桂枝五物汤

出处：《金匮要略》（汉·张仲景）"血痹，阴阳俱微，寸口关上微，尺中小紧，外证身体不仁，如风痹状，黄芪桂枝五物汤主之。"

处方：黄芪三两，芍药三两，桂枝三两，生姜六两，大枣十二枚。

制法及用法：上五味，以水六升，煮取二升，温服七合，日三服。

17 半夏厚朴汤

出处：《金匮要略》（汉·张仲景）"妇人咽中如有炙脔，半夏厚朴汤主之。"

处方：半夏一升，厚朴三两，茯苓四两，生姜五两，干苏叶二两。

制法及用法：上五味，以水七升，煮取四升，分温四服，日三夜一服。

18 瓜蒌薤白半夏汤

出处：《金匮要略》（汉·张仲景）"胸痹不得卧，心痛彻背者，瓜蒌薤白半夏汤主之。"

处方：瓜蒌实一枚，薤白三两，半夏半斤，白酒一斗。

制法及用法：上四味，同煮，取四升，温服一升，日三服。

19 苓桂术甘汤

出处：《金匮要略》（汉·张仲景·"①心下有痰饮，胸胁支满，目眩，苓桂术甘汤主之。②夫短气有微饮，当从小便去之，苓桂术甘汤主之。"

处方：茯苓四两，桂枝、白术各三两，甘草二两。

制法及用法：上四味，以水六升，煮取三升，分温三服。

20 泽泻汤

出处：《金匮要略》（汉·张仲景）"心下有支饮，其人苦冒眩，泽泻汤主之。"

处方：泽泻五两，白术二两。

制法及用法：上二味，以水二升，煮取一升，分温再服。

21 百合地黄汤

出处：《金匮要略》（汉·张仲景）"百合病，不经吐、下、发汗，病形如初者，百合地黄汤主之。"

处方：百合七枚（擘），生地黄汁一升。

制法及用法：上以水洗百合，渍一宿，当白沫出，去其水，更以泉水二升，煎取一升，去渣，内地黄汁，煎取一升五合，分温再服。中病，勿更服，大便当如漆。

22 枳实薤白桂枝汤

出处：《金匮要略》（汉·张仲景）"胸痹心中痞，留气结在胸，胸满，胁下逆抢心，枳实薤白桂枝汤主之。"

处方：枳实四枚，厚朴四两，薤白半斤，桂枝一两，瓜蒌实一枚（捣）。

制法及用法：上五味，以水五升，先煮枳实、厚朴，取二升，去渣，内诸药，煮数沸，分温三服。

23 大建中汤

出处：《金匮要略》（汉·张仲景）"心胸中大寒痛，呕不能饮食，腹中寒，上冲皮起，出见有头足，上下痛而不可触近，大建中汤主之。"

处方：蜀椒二合（去汗），干姜四两，人参二两。

制法及用法：上三味，以水四升，煮取二升，去渣，内胶饴一升，微火煮取一升半，分温再服；如一炊顷，可饮粥二升，后更服。当每日食糜，温覆之。

24 橘皮竹茹汤

出处：《金匮要略》（汉·张仲景）"哕逆者，橘皮竹茹汤主之。"

处方：橘皮二升，竹茹二升，大枣三十枚，生姜半斤，甘草五两，人参一两。

制法及用法：上六味，以水一斗，煮取三升，温服一升，日三服。

25 麦门冬汤

出处：《金匮要略》（汉·张仲景）"大逆上气，咽喉不利，止逆下气者，麦门冬汤主之。"

处方：麦门冬七升，半夏一升，人参二两，甘草二两，粳米三合，大枣十二枚。

制法及用法：上六味，以水一斗二升，煮取六升，温服一升，日三夜一服。

26 甘姜苓术汤

出处：《金匮要略》（汉·张仲景）"肾著之病，其人身体重，腰中冷，如坐水中，形如水状，反不渴，小便自利，饮食如故，病属下焦。身劳汗出，衣里冷湿，久久得之，腰以下冷痛，腹重如带五千钱，甘姜苓术汤主之。"

处方：甘草、白术各二两，干姜、茯苓各四两。

制法及用法：上四味，以水五升，煮取三升，分温三服。

27 厚朴七物汤

出处：《金匮要略》（汉·张仲景）"病腹满，发热十日，脉浮而数，饮食如故，厚朴七物汤主之。"

处方：厚朴半斤，甘草、大黄各三两，大枣十枚，枳实五枚，桂枝二两，生姜五两。

制法及用法：上七味，以水一斗，煮取四升，温服八合，日三服。

28 厚朴麻黄汤

出处：《金匮要略》（汉·张仲景）"咳而脉浮者，厚朴麻黄汤主之。"

处方：厚朴五两，麻黄四两，石膏如鸡子大，杏仁半升，半夏半升，干姜二两，细辛二两，小麦一升，五味子半升。

制法及用法：上九味，以水一斗二升，先煮小麦熟，去渣，内诸药，煮取三升，温服一升，日三服。

29 当归建中汤

出处：《千金翼方》（唐·孙思邈）"治产后虚羸不足，腹中疾痛不止，吸吸少气，或若小腹拘急挛痛引腰背，不能饮食，产后一月，日得服四五剂为善，令人强壮内补方。"

处方：当归四两，桂心三两，甘草二两（炙），芍药六两，生姜三两，大枣十二枚（擘）。

制法及用法：上六味㕮咀，以水一斗，煮取三升，分为三服，每日令尽。

<table>
<tr>
<td>

30

温脾汤

</td>
<td>

出处：《备急千金要方》（唐·孙思邈）"治下久赤白连年不止，及霍乱，脾胃冷，实不消。"

处方： 大黄四两，人参、甘草、干姜各二两，附子一枚（大者）。

制法及用法： 上五味，㕮咀，以水八升煮取二升半，分三服。临熟下大黄。

</td>
</tr>
<tr>
<td>

31

温胆汤

</td>
<td>

出处：《备急千金要方》（唐·孙思邈）"治大病后，虚烦不得眠，此胆寒故也，宜服温胆汤。"

处方： 半夏、竹茹、枳实各二两，橘皮三两，生姜四两，甘草一两。

制法及用法： 上六味，㕮咀，以水八升煮取二升，分三服。

</td>
</tr>
<tr>
<td>

32

小续命汤

</td>
<td>

出处：《备急千金要方》（唐·孙思邈）"治卒中风欲死，身体缓急，口目不正，舌强不能语，奄奄忽忽，神情闷乱，诸风服之皆验，不令人虚方。"

处方： 麻黄、防己、人参、黄芩、桂心、甘草、芍药、川芎、杏仁各一两，附子一枚，防风一两半，生姜五两。

制法及用法： 上十二味，㕮咀，以水一斗二升，先煮麻黄三沸，去沫，内诸药，煮取三升。分三服，甚良。不瘥，更合三、四剂，必佳。

</td>
</tr>
<tr>
<td>

33

开心散

</td>
<td>

出处：《备急千金要方》（唐·孙思邈）"开心散，主好忘方。"

处方： 远志、人参各四分，茯苓二两，菖蒲一两。

制法及用法： 上四味治下筛，饮服方寸匕，日三。

</td>
</tr>
</table>

34 **槐花散**	**出处：**《普济本事方》（宋·许叔微）"治肠风脏毒，槐花散。" **处方：** 槐花（炒），柏叶（烂杵焙），荆芥穗，枳壳（去穰细切，麸炒黄）。 **制法及用法：** 上修事了，方秤等分，细末，用清米饮调下二钱，空心食前服。

35 **竹茹汤**	**出处：**《普济本事方》（宋·许叔微）"治胃热呕吐，竹茹汤。" **处方：** 干葛三两，甘草三分（炙），半夏三分（姜汁半盏，浆水一升煮耗半）。 **制法及用法：** 上为粗末，每服五钱，水二盏，生姜三片，竹茹一弹大，枣一个，同煎至一盏，去渣温服。

36 **辛夷散**	**出处：**《严氏济生方》（宋·严用和）"治肺虚，风寒湿热之气加之，鼻内壅塞，涕出不已，或气息不通，或不闻香臭。" **处方：** 辛夷仁、细辛（洗去土、叶）、藁本（去芦）、升麻、川芎、木通（去节）、防风（去芦）、羌活（去芦）、甘草（炙）、白芷各等分。 **制法及用法：** 上为细末，每服二钱。食后茶清调服。

37 **当归饮子**	**出处：**《严氏济生方》（宋·严用和）"治心血凝滞，内蕴风热，发见皮肤，遍身疮疥，或肿或痒，或脓水浸淫，或发赤疹瘑瘤。" **处方：** 当归（去芦）、白芍药、川芎、生地黄（洗）、白蒺藜（炒，去尖）、防风（去芦）、荆芥穗各一两，何首乌、黄芪（去芦），甘草（炙）各半两。 **制法及用法：** 上㕮咀，每服四钱，水一盏半，姜五片，煎至八分，去渣温服。不拘时候。

38 实脾散

出处：《严氏济生方》（宋·严用和）"治阴水，先实脾土。"

处方：厚朴（去皮，姜制，炒）、白术、木瓜（去瓤）、木香（不见火）、草果仁、大腹子、附子（炮、去皮脐）、白茯苓（去皮）、干姜（炮）各一两，甘草（炙）半两。

制法及用法：上㕮咀，每服四钱，水一盏半，生姜五片，枣子一枚，煎至七分，去渣温服，不拘时候。

39 温经汤

出处：《妇人大全良方》（宋·陈自明）"若经道不通，绕脐寒疝痛彻，其脉沉紧。此由寒气客于血室，血凝不行，结积血为气所冲，新血与故血相搏，所以发痛。譬如天寒地冻，水凝成冰。宜温经汤及桂枝桃仁汤、万病丸。"

处方：当归、川芎、芍药、桂心、牡丹皮、莪术各半两，人参、甘草、牛膝各一两。

制法及用法：上㕮咀，每服五钱。水一盏半，煎至八分，去渣温服。

40 泻白散

出处：《小儿药证直诀》（宋·钱乙）"治小儿肺盛，气急喘嗽。"

处方：地骨皮（洗去土，焙）、桑白皮（细剉炒黄）各一两，甘草（炙）一钱。

制法及用法：上剉散，入粳米一撮，水二小盏，煎七分，食前服。

41 清心莲子饮

出处：《太平惠民和剂局方》（宋·太平惠民和剂局）"治心中蓄积，时常烦躁，因而思虑劳力，忧愁抑郁，是致小便白浊，或有沙膜，夜梦走泄，遗沥涩痛，便赤如血；或因酒色过度，上盛下虚，心火炎上，肺金受克，口舌干燥，渐成消渴，睡卧不安，四肢倦怠，男子五淋，妇人带下赤白；及病后气不收敛，阳浮于外，五心烦热。药性温平，不冷不热，常服清心养神，秘精补虚，滋润肠胃，调顺血气。"

处方：黄芩、麦门冬（去心）、地骨皮、车前子、甘草（炙）各半两，石莲肉（去心）、白茯苓、黄芪（蜜炙）、人参各七钱半。

制法及用法：上剉散。每三钱，麦门冬十粒，水一盏半，煎取八分，去渣，水中沉冷，空心，食前服。

42 甘露饮

出处：《太平惠民和剂局方》（宋·太平惠民和剂局）"治丈夫、妇人、小儿胃中客热，牙宣口气，齿龈肿烂，时出脓血，目睑垂重，常欲合闭；或频饥烦，不欲饮食，及赤目肿痛，不任凉药，口舌生疮，咽喉肿痛，疮疹已发、未发，皆可服之。又疗脾胃受湿，瘀热在里，或醉饱房劳，湿热相搏，致生疸病，身面皆黄，肢体微肿，胸满气短，大便不调，小便黄涩，或时身热，并皆治之。"

处方：枇杷叶（刷去毛）、干熟地黄（去土）、天门冬（去心，焙）、枳壳（去瓤，麸炒）、山茵陈（去梗）、生干地黄、麦门冬（去心，焙）、石斛（去芦）、甘草（炙）、黄芩。

制法及用法：上等分，为末。每服二钱，水一盏，煎至七分，去渣温服，食后，临卧。小儿一服分两服，仍量岁数加减与之。

43 华盖散

出处：《太平惠民和剂局方》（宋·太平惠民和剂局）"治肺感寒邪，咳嗽上气，胸膈烦满，项背拘急，声重鼻塞，头昏目眩，痰气不利，呀呷有声。"

处方：紫苏子（炒）、赤茯苓（去皮）、桑白皮（炙）、陈皮（去白）、杏仁（去皮、尖，炒）、麻黄（去根、节）各一两，甘草（炙）半两。

制法及用法：上七味为末。每服二钱，水一盏，煎至七分，去渣，食后温服。

44 三痹汤

出处：《妇人大全良方》（宋·陈自明）"治血气凝滞，手足拘挛，风痹，气痹等疾皆疗。"

处方：川续断、杜仲（去皮，切，姜汁炒）、防风、桂心、细辛、人参、茯苓、当归、白芍药、甘草各一两，秦艽、生地黄、川芎、川独活各半两，黄芪、川牛膝各一两。

制法及用法：上咬咀为末，每服五钱。水二盏，姜三片，枣一枚，煎至一盏，去渣热服，无时候，但腹稍空服。

45 升阳益胃汤

出处：《脾胃论》（金·李东垣）"脾胃之虚，怠惰嗜卧，四肢不收，时值秋燥令行，湿热少退，体重节痛，口苦舌干，食无味，大便不调，小便频数，不嗜食，食不消。兼见肺病，洒淅恶寒，惨惨不乐，面色恶而不和，乃阳气不伸故也。当升阳益胃，名之曰升阳益胃汤。"

处方：黄芪二两，半夏（汤洗）、人参（去芦）、甘草（炙）各一两，防风、白芍药、羌活、独活各五钱，橘皮（连穰）四钱，茯苓、泽泻、柴胡、白术各三钱，黄连二钱。

制法及用法：上㕮咀，每服三钱，生姜五片，枣二枚，去核，水三盏，同煎至一盏，去渣，温服，早饭、午饭之间服之，禁忌如前。其药渐加至五钱止。

46 清胃散

出处：《兰室秘藏》（金·李东垣）"治因服补胃热药，致使上下牙疼痛不可忍，牵引头脑、满面发热，大痛。足阳明之别络入脑，喜寒恶热，乃是手足阳明经中热盛而作也。其齿喜冷恶热。"

处方：当归身、择细黄连、生地黄（酒制）各三分，牡丹皮五分，升麻一钱。

制法及用法：上为细末，都作一服，水一盏半，煎至一盏，去渣，带冷服之。

47 当归六黄汤

出处：《兰室秘藏》（金·李东垣）"治盗汗之圣药也。"

处方：当归、生地黄、熟地黄、黄柏、黄芩、黄连各等分，黄芪加一倍。

制法及用法：上为粗末，每服五钱，水二盏，煎至一盏，食前服。小儿减半服之。

48 圣愈汤

出处：《兰室秘藏》（金·李东垣）"治诸恶疮，血出多而心烦不安，不得睡眠，亡血故也，以此药主之。"

处方：生地黄、熟地黄、川芎、人参各三分，当归身、黄芪各五分。

制法及用法：上㕮咀，如麻豆大，都作一服。水二大盏，煎至一盏，去渣，稍热无时服。

49 乌药汤

出处：《兰室秘藏》（金·李东垣）"治妇人血海疼痛。"

处方：当归、甘草、木香各五钱，乌药一两，香附子二两（炒）。

制法及用法：上㕮咀，每服五钱，水二大盏，去渣，温服，食前。

50 羌活胜湿汤

出处：《内外伤辨惑论》（金·李东垣）"肩背痛不可回顾者，此手太阳气郁而不行，以风药散之。脊痛项强，腰似折，项似拔，此足太阳经不通行，以羌活胜湿汤主之。"

处方：羌活、独活各一钱，藁本、防风、甘草（炙）、川芎各五分，蔓荆子三分。

制法及用法：上㕮咀，都作一服，水二盏，煎至一盏，去渣，大温服，空心食前。

51 当归补血汤

出处：《内外伤辨惑论》（金·李东垣）"治肌热，燥热，困渴引饮，目赤面红，昼夜不息。其脉洪大而虚，重按全无。"

处方：黄芪一两，当归二钱（酒洗）。

制法及用法：上件咀，都作一服。水二盏，煎至一盏，去渣，温服，空心食前。

52 厚朴温中汤

出处：《内外伤辨惑论》（金·李东垣）"治脾胃虚寒，心腹胀满，及秋冬客寒犯胃，时作疼痛。"

处方：厚朴（姜制）、橘皮（去白）各一两，甘草（炙）、草豆蔻仁、茯苓（去皮）、木香各五钱，干姜七分。

制法及用法：上为粗散，每服五钱匕。水二盏，生姜三片，煎至一盏，去渣，温服，食前。忌一切冷物。

53 地黄饮子

出处：《黄帝素问宣明论方》（金·刘完素）"暗痱证，主肾虚。内夺而厥，舌暗不能言，二足废不为用。肾脉虚弱，其气厥不至，舌不仁。经云：暗痱，足不履用，音声不出者。地黄饮子主之，治暗痱，肾虚弱厥逆，语声不出，足废不用。"

处方：熟干地黄、巴戟（去心）、山茱萸、石斛、肉苁蓉（酒浸，焙）、附子（炮）、五味子、官桂、白茯苓、麦门冬（去心）、菖蒲、远志（去心）各等分。

制法及用法：上为末，每服三钱，水一盏半，生姜五片，枣一枚，薄荷，同煎至八分，不计时候。

54 大秦艽汤

出处：《素问病机气宜保命集》（金·刘完素）"中风，外无六经之形证，内无便溺之阻格，知血弱不能养筋，故手足不能运动，舌强不能言语，宜养血而筋自荣，大秦艽汤主之。"

处方：秦艽三两，甘草二两，川芎二两，当归二两，白芍药二两，细辛半两，川羌活、防风、黄芩各一两，石膏二两，吴白芷一两，白术一两，生地黄一两，熟地黄一两，白茯苓一两，川独活二两。

制法及用法：上十六味，剉，每服一两，水煎，去渣，温服，无时。

55 三化汤

出处：《素问病机气宜保命集》（金·刘完素）"中风外有六经之形证，先以加减续命汤，随证治之，内有便溺之阻格，复以三化汤主之。"

处方：厚朴、大黄、枳实、羌活各等分。

制法及用法：上剉如麻豆大，每服三两，水三升，煎至一升半，终日服之。以微利为度，无时。

56 清金化痰汤

出处：《医学统旨》（明·叶文龄）"清金化痰汤，因火者，咽喉干痛，面赤，鼻出热气，其痰嗽而难出，色黄且浓，或带血丝，或出腥臭。"

处方：黄芩、山栀各一钱半，桔梗二钱，麦门冬（去心）、桑皮、贝母、知母、瓜蒌仁（炒）、橘红、茯苓各一钱，甘草四分。

制法及用法：水二盅，煎八分，食后服。

57 桑白皮汤

出处：《景岳全书》（明·张景岳）"治肺气有余，火炎痰盛作喘。"

处方：当归二钱，熟地三、五钱，陈皮一钱半，半夏二钱，茯苓二钱，炙甘草一钱。

制法及用法：水二盅，生姜三、五、七片，煎七、八分，食远温服。

58 金水六君煎

出处：《景岳全书》（明·张景岳）"治肺肾虚寒，水泛为痰，或年迈阴虚，血气不足，外受风寒，咳嗽呕恶，多痰喘急等证。"

处方：当归二钱，熟地三、五钱，陈皮一钱半，半夏二钱，茯苓二钱，炙甘草一钱。

制法及用法：水二盅，生姜三、五、七片，煎七、八分，食远温服。

59 暖肝煎

出处：《景岳全书》（明·张景岳）"治肝肾阴寒，小腹疼痛，疝气等证。"

处方：当归二、三钱，枸杞三钱，茯苓二钱，小茴香二钱，肉桂一、二钱，乌药二钱，沉香一钱或木香亦可。

制法及用法：水一盅半，加生姜三、五片，煎七分，食远温服。

<table>
<tr>
<td>

60

玉女煎

</td>
<td>

出处：《景岳全书》（明·张景岳）"治水亏火盛，六脉浮洪滑大，少阴不足，阳明有余，烦热干渴，头痛牙疼，失血等证。若大便溏泄者，乃非所宜。"

处方：生石膏三、五钱，熟地三、五钱或一两，麦冬二钱，知母、牛膝各一钱半。

制法及用法：水一盅半，煎七分，温服或冷服。

</td>
</tr>
<tr>
<td>

61

保阴煎

</td>
<td>

出处：《景岳全书》（明·张景岳）"治男妇带浊遗淋，色赤带血，脉滑多热，便血不止，及血崩血淋，或经期太早，凡一切阴虚内热动血等证。"

处方：生地、熟地、芍药各二钱，山药、川续断、黄芩、黄柏各一钱半，生甘草一钱。

制法及用法：水二盅，煎七分。食远温服。

</td>
</tr>
<tr>
<td>

62

化肝煎

</td>
<td>

出处：《景岳全书》（明·张景岳）"治怒气伤肝，因而气逆动火，致为烦热胁痛，胀满动血等证。"

处方：青皮、陈皮各二钱，芍药二钱，丹皮、栀子（炒）、泽泻各一钱半，土贝母二、三钱。

制法及用法：水一盅半，煎七、八分。食远温服。

</td>
</tr>
<tr>
<td>

63

济川煎

</td>
<td>

出处：《景岳全书》（明·张景岳）"凡病涉虚损，而大便闭结不通，则硝、黄攻击等剂必不可用，若势有不得不通者，宜此主之。"

处方：当归三、五钱，牛膝二钱，肉苁蓉（酒洗去咸）二、三钱，泽泻一钱半，升麻五分、七分或一钱，枳壳一钱。

制法及用法：水一盅半，煎七八分，食前服。

</td>
</tr>
</table>

64 固阴煎

出处：《景岳全书》（明·张景岳）"治阴虚滑泄，带浊淋遗，及经水因虚不固等证。此方专主肝肾。"

处方：人参随宜，熟地三、五钱，山药二钱（炒），山茱萸一钱半，远志七分（炒），炙甘草一、二钱，五味子十四粒，菟丝子二、三钱（炒香）。

制法及用法：水二盅，煎七分，食远温服。

65 托里消毒散

出处：《外科正宗》（明·陈实功）"治痈疽已成不得内消者，宜服此药以托之，未成者可消，已成者即溃，腐肉易去，新肉易生，此时不可用内消泄气、寒凉等药致伤脾胃为要。"

处方：人参、川芎、白芍、黄芪、当归、白术、茯苓、金银花各一钱，白芷、甘草、皂角针、桔梗各五分。

制法及用法：水二盅，煎八分，食远服。

66 清上蠲痛汤

出处：《寿世保元》（明·龚廷贤）"论一切头痛主方，不论左右偏正新久，皆效。"

处方：当归一钱（酒洗），小川芎一钱，白芷一钱，细辛三分，羌活一钱，独活一钱，防风一钱，菊花五分，蔓荆子五分，苍术一钱（米泔浸），片芩一钱五分（酒炒），麦门冬一钱，甘草三分（生）。

制法及用法：上剉一剂，生姜煎服。

67 清肺汤

出处：《万病回春》（明·龚廷贤）"治一切咳嗽，上焦痰盛。"

处方：黄芩（去朽心）一钱半，桔梗（去芦）、茯苓（去皮）、陈皮（去白）、贝母（去心）、桑白皮各一钱，当归、天门冬（去心）、山栀、杏仁（去皮尖）、麦门冬（去心）各七分，五味子七粒，甘草三分。

制法及用法：上剉，生姜、枣子煎，食后服。

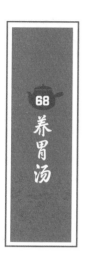

68 养胃汤

出处：《证治准绳》（明·王肯堂）"治外感风寒，内伤生冷，憎寒壮热，头目昏疼，不问风寒二证，夹食停痰，俱能治之，但感风邪，以微汗为好。"

处方：半夏（汤洗七次）、厚朴（去粗皮、姜汁炒）、苍术（米泔浸一宿，洗切，炒）各一两，橘红七钱半，藿香叶（洗去土）、草果（去皮膜）、茯苓（去黑皮）、人参（去芦）各半两，炙甘草二钱半。

制法及用法：上㕮咀，每服四钱，水一盏半，姜七片，乌梅一个，煎六分，热服。

69 清骨散

出处：《证治准绳》（明·王肯堂）"专退骨蒸劳热。"

处方：银柴胡一钱五分，胡黄连、秦艽、鳖甲（醋炙）、地骨皮、青蒿、知母各一钱，甘草五分。

制法及用法：水二盅，煎八分，食远服。

70 石决明散

出处：《普济方》（明·朱橚）"石决明散，治风毒气攻入头系眼昏暗，及头目不利。"

处方：石决明、羌活（去芦头）、草决明、菊花各一两，甘草（炙，剉）半两。

制法及用法：上为散，每服二钱，以水一盏。煎六分，和滓，食后、临卧温服。

71 保元汤

出处：《简明医彀》（明·孙志宏）"治元气虚弱，精神倦怠，肌肉柔慢，饮食少进，面青㿠白，睡卧宁静，……及有杂证，皆属虚弱，宜服。"

处方：人参一钱，黄芪二钱，甘草五分，肉桂二分。

制法及用法：上加生姜一片，水煎服。

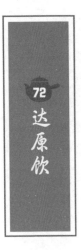

72 达原饮

出处：《瘟疫论》（明·吴又可）"瘟疫初起先憎寒而后发热，日后但热而无憎寒也，初起二三日，其脉不浮不沉而数，昼夜发热，日晡益甚，头疼身痛，其时邪在伏脊之前，肠胃之后。虽有头疼身痛，此邪热浮越于经，不可认为伤寒表证，辄用麻黄、桂枝之类强发其汗。此邪不在经，汗之徒伤表气，热亦不减。又不可下，此邪不在里，下之徒伤胃气，其渴愈甚。宜达原饮。"

处方：槟榔二钱，厚朴一钱，草果仁五分，知母一钱，芍药一钱，黄芩一钱，甘草五分。

制法及用法：上用水一盅，煎八分，午后温服。

73 升陷汤

出处：《医学衷中参西录》（清·张锡纯）"治胸中大气下陷，气短不足以息……"

处方：生黄芪六钱，知母三钱，柴胡一钱五分，桔梗一钱五分，升麻一钱。

制法及用法：水煎服。

74 三甲复脉汤

出处：《温病条辨》（清·吴瑭）"①下焦温病，热深厥甚，脉细促，心中憺憺大动，甚则心中痛者，三甲复脉汤主之。②燥久伤及肝肾之阴，上盛下虚，昼凉夜热，或干咳，或不咳，甚则痉厥者，三甲复脉汤主之。"

处方：炙甘草六钱，干地黄六钱，生白芍六钱，麦冬五钱（不去心），阿胶三钱，麻仁三钱，生牡蛎五钱，生鳖甲八钱，生龟板一两。

制法及用法：水八杯，煮取八分三杯，分三次服。

75 沙参麦冬汤

出处：《温病条辨》（清·吴瑭）"燥伤肺胃阴分，或热或咳者，沙参麦冬汤主之。"

处方：沙参三钱，玉竹二钱，生甘草一钱，冬桑叶一钱五分，麦冬三钱，生扁豆一钱五分，花粉一钱五分。

制法及用法：水五杯，煮取二杯，日再服。

76 新加香薷饮

出处：《温病条辨》（清·吴瑭）"手太阴暑温，如上条证，但汗不出者，新加香薷饮主之。"

处方：香薷二钱，银花三钱，鲜扁豆花三钱，厚朴二钱，连翘二钱。

制法及用法：水五杯，煮取二杯，先服一杯，得汗止后服，不汗再服，服尽不汗，再作服。

---

77 桑杏汤

出处：《温病条辨》（清·吴瑭）"秋感燥气，右脉数大，伤手太阴气分者，桑杏汤主之。"

处方：桑叶一钱，杏仁一钱五分，沙参二钱，象贝一钱，香豉一钱，栀皮一钱，梨皮一钱。

制法及用法：水二杯，煮取一杯，顿服之，重者再作服。

---

78 益胃汤

出处：《温病条辨》（清·吴瑭）"阳明温病，下后汗出，当复其阴，益胃汤主之。"

处方：沙参三钱，麦冬五钱，冰糖一钱，细生地五钱，玉竹一钱五分（炒香）。

制法及用法：水五杯，煮取二杯，分二次服，渣再煮一杯服。

---

79 蠲痹汤

出处：《医学心悟》（清·程国彭）"通治风、寒、湿三气，合而成痹。"

处方：羌活、独活各一钱，桂心五分，秦艽一钱，当归三钱，川芎七分，甘草五分（炙），海风藤二钱，桑枝三钱，乳香、木香各八分。

制法及用法：水煎服。

80 二冬汤

出处：《医学心悟》（清·程国彭）"治上消者，宜润其肺，兼清其胃，二冬汤主之。"

处方： 天冬二钱（去心），麦冬三钱（去心），花粉一钱，黄芩一钱，知母一钱，甘草五分，人参五分，荷叶一钱。

制法及用法： 水煎服。

81 半夏白术天麻汤

出处：《医学心悟》（清·程国彭）"眩，谓眼黑；晕者，头旋也。……有湿痰壅遏者，书云，头旋眼花，非天麻、半夏不除是也，半夏白术天麻汤主之。"

处方： 半夏一钱五分，天麻、茯苓、橘红各一钱，白术三钱，甘草五分。

制法及用法： 生姜一片，大枣二枚，水煎服。

82 藿朴夏苓汤

出处：《医原》（清·石寿棠）"湿之化气，为阴中之阳，氤氲浊腻，故兼证最多，变迁最幻，愈期最缓。其见证也，面色混浊如油腻，口气浊腻不知味，或生甜水，舌苔白腻，膜原邪重则舌苔满布，厚如积粉，板贴不松，脉息模糊不清，或沉细似伏，断续不匀，神多沉困嗜睡。斯时也，邪在气分，即当分别湿多热多。"

处方： 杜藿香二钱，真川朴一钱，姜半夏钱半，赤苓三钱，光杏仁三钱，生薏仁四钱，白蔻末六分，猪苓钱半，淡香豉三钱，建泽泻钱半。

制法及用法： 选用丝通草三钱，或五钱煎汤代水，煎上药服。

83 丁香柿蒂散

出处：《伤寒瘟疫条辨》（清·杨栗山）"治久病呃逆，因下寒者。"

处方： 丁香、柿蒂各二钱，人参一钱，生姜三钱。

制法及用法： 水煎温服。

84 **一贯煎**	**出处:**《医方絜度》(清·钱敏捷)"一贯煎(柳洲)主肝血衰少,脘痛,胁疼。" **处方:** 北沙参、麦冬、当归各一钱五分,枸杞、生地各三钱,川楝子二钱。 **制法及用法:** 水煎服。
85 **易黄汤**	**出处:**《傅青主女科》(清·傅山)"妇人有带下而色黄者,宛如黄茶浓汁,其气腥秽,所谓黄带是也。……法宜补任脉之虚,而清肾火之炎,则庶几矣。方用易黄汤。" **处方:** 山药一两(炒),芡实一两(炒),黄柏二钱(盐水炒),车前子一钱(酒炒),白果十枚(碎)。 **制法及用法:** 水煎服。
86 **宣郁通经汤**	**出处:**《傅青主女科》(清·傅山)"妇人有经前腹疼数日,而后经水行者,其经来多是紫黑块,人以为寒极而然也,谁知是热极而火不化乎!……治法似宜大泄肝中之火,然泄肝之火,而不解肝之郁,则热之标可去,而热之本未除也,其何能益!方用宣郁通经汤。" **处方:** 白芍五钱(酒炒),当归五钱(酒洗),丹皮五钱,山栀子三钱(炒),白芥子二钱(炒研),柴胡一钱,香附一钱(酒炒),川郁金一钱(醋炒),黄芩一钱(酒炒),生甘草一钱。 **制法及用法:** 水煎服。
87 **完带汤**	**出处:**《傅青主女科》(清·傅山)"妇人有终年累月下流白物,如涕如唾,不能禁止,甚则臭秽者,所谓白带也。……治法宜大补脾胃之气,稍佐以舒肝之品,使风木不闭塞于地中,则地气自升腾于天上,脾气健而湿气消,自无白带之患矣。方用完带汤。" **处方:** 白术一两(土炒),山药一两(炒),人参二钱,白芍五钱(酒炒),车前子三钱(酒炒),苍术三钱(制),甘草一钱,陈皮五分,黑芥穗五分,柴胡六分。 **制法及用法:** 水煎服。

88 清经散

出处：《傅青主女科》（清·傅山）"妇人有先期经来者，其经甚多，人以为血热之极也，谁知是肾中水火太旺乎。……治之法但少清其热，不必泄其水也。方用清经散。"

处方：丹皮三钱，地骨皮五钱，白芍三钱（酒炒），大熟地三钱（九蒸），青蒿二钱，白茯苓一钱，黄柏五分（盐水浸，炒）。

制法及用法：水煎服。

89 清肝止淋汤

出处：《傅青主女科》（清·傅山）"妇人有带下而色红者，似血非血，淋沥不断，所谓赤带也。……治法须清肝火而扶脾气，则庶几可愈。方用清肝止淋汤。"

处方：白芍一两（醋炒），当归一两（酒洗），生地五钱（酒炒），阿胶三钱（白面炒），粉丹皮三钱，黄柏二钱，牛膝二钱，香附一钱（酒炒），红枣十个，小黑豆一两。

制法及用法：水煎服。

90 两地汤

出处：《傅青主女科》（清·傅山）"又有先期经来只一、二点者，人以为血热之极也，谁知肾中火旺而阴水亏乎。……治之法不必泄火，只专补水，水既足而火自消矣，亦既济之道也。方用两地汤。"

处方：大生地一两（酒炒），元参一两，白芍药五钱（酒炒），麦冬肉五钱，地骨皮三钱，阿胶三钱。

制法及用法：水煎服。

91 四妙勇安汤

出处：《验方新编》（清·鲍相璈）"此症生手、足各指，或生指头，或生指节、指缝。初生或白色痛极，或如粟米起一黄泡。其皮或如煮熟红枣，黑色不退，久则溃烂，节节脱落，延至手足背腐烂黑陷，痛不可忍。……宜用顶大甘草，研极细末，用香麻油调敷。……再用金银花、元参各三两，当归二两，甘草一两，水煎服。"

处方：金银花、元参各三两，当归二两，甘草一两。

制法及用法：水煎服。

92 身痛逐瘀汤

出处：《医林改错》（清·王清任）"凡肩痛、臂痛、腰痛、腿痛，或周身疼痛，总名曰痹症。明知受风寒，用温热发散药不愈；明知有湿热，用利湿降火药无功。久而肌肉消瘦，议论阴亏，随用滋阴药又不效。至此便云：病在皮脉，易于为功；病在筋骨，实难见效。因不思风寒湿热入皮肤，何处作痛。入于气管，痛必流走；入于血管，痛不移处。如论虚弱，是因病而致虚，非因虚而致病。……古方颇多，如古方治之不效，用身痛逐瘀汤。"

处方：秦艽一钱，川芎二钱，桃仁三钱，红花三钱，甘草二钱，羌活一钱，没药二钱，当归三钱，灵脂二钱（炒），香附一钱，牛膝三钱，地龙二钱（去土）。

制法及用法：水煎服。

93 除湿胃苓汤

出处：《医宗金鉴》（清·吴谦）"此证俗名蛇串疮，有干湿不同，红黄之异，皆如累累珠形。……湿者色黄白，水炮大小不等，作烂流水，较干者多疼，此属脾肺二经湿热，治宜除湿胃苓汤。"

处方：苍术（炒）、厚朴（姜炒）、陈皮、猪苓、泽泻、赤茯苓、白术（土炒）、滑石、防风、山栀子（生，研）、木通各一钱，肉桂、甘草（生）各三分。

制法及用法：水二盅，灯心五十寸，煎八分，食前服。

94 枇杷清肺饮

出处：《医宗金鉴》（清·吴谦）"此证由肺经血热而成。每发于面鼻，起碎疙瘩，形如黍屑，色赤肿痛，破出白粉汁，日久皆成白屑，形如黍米白屑。宜内服枇杷清肺饮。"

处方：人参三分，枇杷叶二钱（刷去毛，蜜炙），甘草三分（生），黄连一钱，桑白皮二钱（鲜者佳），黄柏一钱。

制法及用法：水一盅半，煎七分，食远服。

95 黄连膏

出处：《医宗金鉴》（清·吴谦）"此证生于鼻窍内，初觉干燥疼痛，状如粟粒，甚则鼻外色红微肿，痛似火灸。由肺经壅热，上攻鼻窍，聚而不散，致成此疮。内宜黄芩汤清之，外用油纸捻粘辰砂定痛散，送入鼻孔内。若干燥者，黄连膏抹之立效。"

处方：黄连三钱，当归尾五钱，生地一两，黄柏三钱，姜黄三钱。

制法及用法：香油十二两，将药熬枯，捞去渣；下黄蜡四两溶化尽，用夏布将油滤净，倾入磁碗内，以柳枝不时搅之，候凝为度。

96 五味消毒饮

出处：《医宗金鉴》（清·吴谦）"夫疔疮者，乃火证也。……初起俱宜服蟾酥丸汗之；毒势不尽，憎寒壮热仍作者，宜服五味消毒饮汗之。"

处方：金银花三钱，野菊花、蒲公英、紫花地丁、紫背天葵子各一钱二分。

制法及用法：水二盅，煎八分，加无灰酒半钟，再滚二、三沸时，热服。渣，如法再煎服，被盖出汗为度。

97 桃红四物汤

出处：《妇科冰鉴》（清·柴得华）"血多有块，色紫稠黏者，有瘀停也，桃红四物汤随其流以逐之。"

处方：生地三钱（酒洗），当归四钱（酒洗），白芍钱五分（酒炒），川芎一钱，桃仁十四粒（去皮尖研泥），红花一钱（酒洗）。

制法及用法：水煎温服。

98 散偏汤

出处：《辨证录》（清·陈士铎）"人有患半边头风者，或痛在右，或痛在左，大约痛于左者为多，百药治之罔效，人不知其故。此病得之郁气不宣，又加风邪袭之于少阳之经，遂致半边头痛也。其病有时重有时轻，大约遇顺境则痛轻，遇逆境则痛重，遇拂抑之事而更加之风寒之天，则大痛而不能出户。痛至岁久，则眼必缩小，十年之后，必至坏目，而不可救药矣。治法急宜解其肝胆之郁气。虽风入于少阳之胆，似乎解郁宜解其胆，然而胆与肝为表里，治胆者必须治肝。况郁气先伤肝而后伤胆，肝舒而胆亦舒也。方用散偏汤。"

处方：白芍五钱，川芎一两，郁李仁一钱，柴胡一钱，白芥子三钱，香附二钱，甘草一钱，白芷五分。

制法及用法：水煎服。

99 清燥救肺汤

出处：《医门法律》（清·喻嘉言）"治诸气膹郁，诸痿喘呕。"

处方：桑叶三钱（去枝梗），石膏二钱五分（煅），甘草一钱，人参七分，胡麻仁一钱（炒，研），真阿胶八分，麦门冬一钱二分（去心），杏仁七分（炮，去皮尖，炒黄），枇杷叶一片（刷去毛，蜜涂炙黄）。

制法及用法：水一碗，煎六分，频频二、三次滚热服。

100 凉血地黄汤

出处：《外科大成》（清·祁坤）"治痔肿痛出血。"

处方：归尾一钱五分，生地二钱，赤芍一钱，黄连（炒）二钱，枳壳一钱，黄芩一钱（炒黑），槐角三钱（炒黑），地榆二钱（炒黑），荆芥一钱（炒黑），升麻五分，天花粉八分，甘草五分。

制法及用法：上一剂。加生侧柏二钱，用水二大盅，煎一盅，空心服三、四剂，则痛止肿消，更外兼熏洗。

《古代经典名方目录（第二批儿科部分）》 国家中医药管理局发布

01 泻黄散

出处：《小儿药证直诀》（宋·钱乙）"治脾热弄舌。"

处方：藿香叶七钱，山栀子仁一钱，石膏五钱，甘草三两，防风四两（去芦，切焙）。

制法及用法：上剉，同蜜酒微炒香，为细末，每服一钱至二钱，水一盏，煎至五分，温服清汁，无时。

02 白术散

出处：《小儿药证直诀》（宋·钱乙）"治脾胃久虚，呕吐泄泻，频作不止，精液苦竭，烦渴躁，但欲饮水，乳食不进，羸瘦困劣，因而失治，变成惊痫，不论阴阳虚实，并宜服。"

处方：人参二钱五分，白茯苓五钱，白术五钱（炒），藿香叶五钱，木香二钱，甘草一钱，葛根五钱。

制法及用法：上咬咀，每服三钱，水煎。

03 异功散

出处：《小儿药证直诀》（宋·钱乙）"温中和气。治吐泻，不思乳食。凡小儿虚冷病，先与数服，以助其气。"

处方：人参（切去顶）、茯苓（去皮）、白术、陈皮（剉）、甘草各等分。

制法及用法：上为细末，每服二钱，水一盏，生姜五片，枣两个，同煎至七分，食前，温服，量多少与之。

04 消乳丸

出处：《婴童百问》（明·鲁伯嗣）"治温中快膈止呕吐，消乳食，脉沉者，乃伤食不化故也。"

处方：香附一两（炒），甘草（炙）、陈皮各半两，缩砂仁、神曲（炒）、麦芽（炒）各一两。

制法及用法：上为末，泡雪糕丸如黍米大，七岁以上绿豆大三十丸，食后姜汤下。

05 苏葶丸

出处：《医宗金鉴》（清·吴谦）"小儿……若停饮喘急不得卧者，又当泻饮降逆，苏葶丸主之。"

处方：南苏子（炒）、苦葶苈子（微炒）各等分。

制法及用法：上为细末，蒸枣肉为丸，如麻子大。每服五丸至七丸，淡姜汤下。

06 人参五味子汤

出处：《幼幼集成》（清·陈复正）"治久嗽脾虚，中气怯弱，面白唇白。"

处方：官拣参一钱，漂白术五钱，白云苓一钱，北五味五分，杭麦冬一钱，炙甘草八分。

制法及用法：生姜三片，大枣三枚，水煎，温服。

07 清宁散

出处：《幼幼集成》（清·陈复正）"治心肺有热而令咳嗽，宜从小便利出。"

处方：桑白皮（蜜炒），甜葶苈（微炒），赤茯苓（酒炒），车前子（炒），炙甘草减半。

制法及用法：上为细末，每服五分，生姜、大枣煎汤调服。

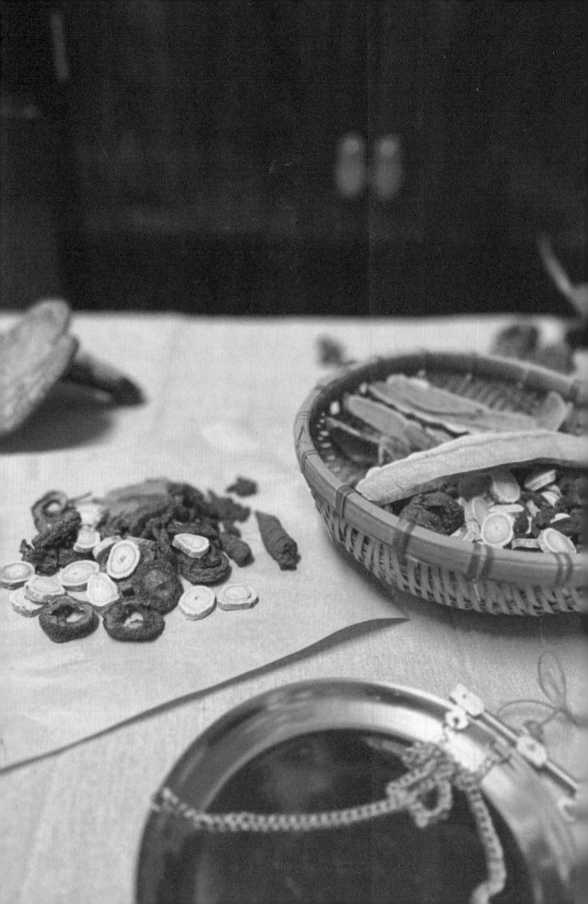